AF303573

Inhalt:

- Quellenverweis

- Danksagung

Herstellung und Verlag:
BoD - Books on Demand, Norderstedt
ISBN 978-3-7392-2642-2

VORWORT

Dieses Buch ist das Resultat einer langen Zeit der Selbstfindung, welche bei weitem noch nicht abgeschlossen ist.

Viele Personen haben uns in den vergangenen Jahren Begleitet und geprägt.
Uns, das heißt mich, Christian Eggers und comotra. Obwohl comotra und ich ein und dieselbe Person sind, ist das Buch in der Wir-Form verfasst. Dies hat folgende Gründe. Zum einen ist ein Wir stärker in der Aussage als ein Ich, und zum anderen habe ich mir die Weisheiten nicht per se alleine aus den Fingern gesaugt. Ich wurde durch viele Menschen belehrt, beeinflusst und inspiriert. Ich teile täglich Erlebnisse mit vielen Menschen, aus denen ich meine Lehren und Schlüsse ziehe.
Diese Persönlichkeiten bilden mit Ihrem Einfluss auf mich als Person, ohne das es diese Menschen vielleicht ahnen, und ich, der für sich seine Lehren und Schlüsse zieht, comotra.
Den Personen, die mich zu dem gemacht haben oder auch noch weiterhin machen, danke ich.
Ich danke diesen Menschen mit diesem Buch. Seht was Euer Einfluss in mir bewegt hat.
Euer Einfluss, Eure Auseinandersetzungen mit mir und meinen Gedanken formten mich und meine Art Geschehnisse zu betrachten.
Es formte mich und dafür bin ich sehr dankbar, auch wenn die Reise des Lebens und das Auseinandersetzen, so hoffe ich, noch lange anhalten wird.

Viele Erfahrungen, die unser Handeln heute bestimmen, sind in diesen vergangenen Jahren entstanden. Die mehr oder weniger beschwerliche Reise, eher bekannt als Ausbildung.
Die ersten Berufsjahre in Eigenverantwortung, mit all den Vor- und Nachteilen. Eindrücke und Erfahrungen, welche das Weltbild mehr und mehr (und auch noch heute) stetig neu formten.
Neue berufliche Herausforderungen. Berufliche Fehlschläge. Erfahrungen, die wir nicht missen wollen.
Stunden die wir nach einem langen Arbeitstag damit verbrachten, verschiedensten Dozenten zu lauschen, um Ihr Wissen in uns aufzusaugen.

Was vielleicht verständlich ist, nicht immer ganz so einfach war. Mit Kollegen die mittlerweile mehr als nur Freunde sind, wurde aber auch das nebenberufliche Abendstudium gemeistert.

Nun gepackt von dem Begehren immer mehr Neues zu erlernen. Sichtweisen kennenzulernen, die einem noch völlig unbekannt waren. Ein weiteres Kapitel der eigenen Weiterentwicklung nach Ausbildung und Studium. Die Fortbildung zum IHK-geprüften Trainer.
Selbsttherapie nannten wir diese Fortbildung, die aus völlig Fremden binnen sehr kurzer Zeit Vertraute machte. Vieles an Wissen nahmen wir mit. Vieles, das unseren Blick auf die Welt und unser Umfeld nochmals veränderte. Einblicke in die Personentypisierung, welche uns vieles im Alltag erleichtert.
Darauf folgend noch eine Fortbildung mit dem Hintergrund der gezielten Führung von Menschen. Tiefere Einblicke in die Welt der Kommunikation und in die Handlungsmuster der Menschen taten sich auf.
Eine Fülle von Informationen haben wir nun in uns gesammelt. Wir gestalteten unsere Sichtweise durch neu erlerntes nun des Öfteren und auch unser Handeln hat sich in den vergangenen Jahren gewaltig verändert.

Unser Buch und das Thema „Das Team - Richtig Mitwirken und richtig Führen im Team" ist etwas was jeden täglich umgibt. Täglich bewegen und handeln wir in und für Teams.

Unsere Erfahrungen bezüglich der Wichtigkeit von Kommunikation in Teams haben wir niedergeschrieben. Man kann dieses Buch als eine Art Ratgeber im Umgang mit einzelnen Menschen, aber auch als Ratgeber im Umgang mit einer Gruppe von Menschen sehen.
Dieses Buch ist keines derjenigen, welches Ihnen den einen wahren Weg mitteilt, denn dieser ist stets individuell. Sie sollen selber Ihre Schlüsse und Erkenntnisse ziehen.
Sie sollen aus sich heraus sagen, so könnte ich handeln. So könnte mein zukünftiger Weg sein. Sie sollen sich hinterfragen und überdenken.
Wir hoffen, dass uns das gelungen ist.

comotra

Coaching, Moderation & Training

Wofür steht comotra?

comotra gliedert sich in die drei Bausteine unseres Handelns.

Coaching, Moderation und Training!

Unser Fachwissen basiert auf Erkenntnisse aus Studium und Weiterbildungen im Bereich Human Ressource Management, sowie den eigenen Lebens- und Berufserfahrungen.

Schwerpunkte unserer bisherigen Studien und Erfahrungen lauten wie folgt:

- Personalentwicklung
- Personalführung
- Coaching
- Training
- Moderation
- Mentoring
- Präsentationsaufbau / -durchführung

Alle folgenden Kapitel sollen zum Denken anregen und den Arbeitsalltag nachhaltig beeinflussen. Das sind unser Ziele und auch unsere intrinsische Motivation.

Nach folgendem Motto gestallten wir unsere eigene Persönlichkeitsentwicklung:

„Entdecke Dich, entwickle Dich, bleib dir treu!"

Euch und Ihnen viel Spaß.

Das Team – Die Definition und das erste Verständnis des Aufbaus
Kapitel 1

Der Duden definiert „Team" als *„Gruppe von Personen, die mit der Bewältigung einer gemeinsamen Aufgabe beschäftigt ist".*

Aber ist es so einfach das Team zu definieren?

Um den Begriff an sich greifbar zu machen reicht dies vorläufig. Wir wissen nun womit wir uns im Folgenden beschäftigen.

- Eine Gruppe, sprich mehrere Personen, sind beteiligt.
- Es wird, eine Sache oder Werkstück, eine Aufgabe erarbeitet oder bewältigt.
- Das Erarbeiten geschieht gemeinsam,
  im Einklang aller Beteiligten
  (zu welchem Anteil der Einzelnen sei erst mal dahingestellt).

Aber wie läuft es in der Realität? Auf Los geht´s los und zum Zeitpunkt „X" ist die Aufgabe reibungslos bewältigt?

Leider nicht und das wissen wir alle…

Meist treten Probleme auf. Zwischenmenschliche. Probleme die das Team bremsen können.

Aber warum?

Aus folgenden Gründen läuft die Maschinerie nicht auf Knopfdruck auf Hochtouren:

Es gibt **(5) Phasen** die jedes Team durchläuft und welche für Verzögerungen sorgen.

Zu Beginn steht das „**Forming**". Das Orientieren und abtasten innerhalb der Gruppe. Wer sind die Anderen? Wie ticken die Anderen? Welches Verhalten wird von der Gruppe toleriert? Man geht in dieser Phase freundlich und höflich miteinander um, da man sich erst kennenlernen muss. Die Kommunikation begrenzt sich in dieser Phase zumeist auf freundliches Geplänkel sowie zwanglosem Smalltalk. Erste Interessensgemeinschaften bilden sich.

Über gemeinsame Interessen entstehen die ersten Grüppchen. Die eigentlichen einzelnen Charaktere bleiben in der Regel verborgen.

Als zweite Phase folgt das **„Storming"**, auch Konfliktphase genannt. Nach dem anfänglichen Herantasten, treten nun die individuellen Charaktere in den Vordergrund. Meinungen, Ansichten und Werte werden geäußert und diskutiert. Es entsteht ein Revierverhalten innerhalb des Teams. Gleiches findet zueinander, Ungleiches geht auf Abstand. In dieser Phase herrscht hohes Konfliktpotenzial, welches nicht immer von Nachteil ist, denn durch entstehende Reibung, innerhalb des Teams wird ein festes Wertekonzept entwickelt. Die Wertekonzeptentwicklung steht auf keiner Agenda, diese wird auch in keinem Milestone oder Jour fix gemessen. Diese in der Gruppe entstehende unbeabsichtigte Erarbeitung von gemeinsamen Werten und gemeinschaftlichen Regeln ist für eine Gruppenbildung etwas Natürliches. Etwas Menschliches. Die eigenen Werte, Meinungen und Ansichten treffen auf die Werte, Meinungen und Ansichten uns unbekannter. Wir lernen uns kennen. Im Dialog. Im Konflikt. Uns unbekannte Werte, Meinungen und Ansichten treffen auf unsere Welt. Um dieses Ereignis greifbar zu machen, werden wir einen kleinen Ausflug in den Bereich des NLP (Neuro-Linguistische Programmieren) machen. Das sogenannte „Landkartenmodell" beschäftigt sich mit dem Prozess unseres Tuns. Warum tun wir die Dinge die wir tun? Grundlegend für unser Handeln sind Erfahrungen, welche wir in unserem Leben gemacht haben. Diese Erfahrungen zeichnen wir in unserem Inneren auf einer Landkarte auf.

Unser Weltbild entsteht. In der Stormingphase trifft nun eine Vielzahl verschiedener Landkarten aufeinander.

Es ist eine spannende Phase in der Teambildung, da das Team nun eine gemeinsame Route festlegt. Ein gemeinsamer Dialog entsteht und die nächste Phase beginnt.

Nun folgt die Phase „**Norming**". Eine neue, eine Gruppenlandkarte wird gebildet. Durch den sachlichen, kommunikativen Austausch werden Differenzen auf einen Nenner gebracht. Es entstehen gewisse Regeln, welche sich die Gruppe untereinander (bewusst oder unbewusst) auferlegt und nach denen die Arbeitsabläufe für das Erreichen der Zielsetzung festgelegt werden.
Der Umgang miteinander ist (klar) definiert und ein „Wir-Gefühl" beginnt sich auszubreiten. Eine Gruppenlandkarte entsteht.

Jetzt erst gelangt das Team in die produktive Phase.
Das „**Performing**".
Mittlerweile kennt man sich. Werte, Ansichten und Meinungen wurden (mehr oder weniger) zu Regeln kommuniziert. Die Arbeitsabläufe und Zuständigkeiten sind geklärt. Durch den regen Austausch in den vorangegangen Phasen, kann das individuelle Teammitglied nun seine Stärken (perfekt) in den Arbeitsablauf einbringen.

Das gesteckte Ziel wird (wenn das Ziel nach den smart-Kriterien definiert und erkannt wurde:

spezifisch, m**e**ssbar, **a**ttraktiv, **r**ealisierbar, **t**erminierbar) gemeinschaftlich und motiviert erreicht.

Sofern das Team nach Zielerreichung aufgelöst oder neu zusammengesetzt wird, kommt die letzte Phase, das

„Ending" (Auflösungsphase) und der geschilderte Kreislauf beginnt erneut.

Kommt Ihnen beim darüber nachdenken einiges bekannt vor?

Und in welcher der Phasen befindet sich Ihr
berufliches Team gerade?

Vielleicht wird nun verständlich warum manche Dinge in Teams geschehen, ja sogar geschehen müssen, damit es am Ende läuft.

Verlassen wir den beruflichen Zweig.
Abschließend noch diese Fragen an Sie?

Befinden wir uns außer in den angeordneten
beruflichen Teams noch in anderen?

Familie?

Freunde?

Die Beziehung?

Sportvereinen?

In welcher Phase befinden Sie sich dort?

Erkennen Sie sich und Ihr Umfeld wieder?

KAPITEL 2

Nicht nur im beruflichen Umfeld agieren wir in Teams. Teams umgeben uns in den verschiedensten Konstellationen, in ihrer ganzen Vielfalt, häufiger als uns auf den ersten Blick bewusst ist.

Auch in unserer Freizeit bewegen wir uns in den von uns privat ausgesuchten oder in familiären Teams. Der einzige Unterschied zu den beruflichen Teams besteht darin, dass wir uns unsere Teams in unserer freien Zeit in der Regel selbst aussuchen (können).

Doch die individuelle Sprache die wir sprechen um Teams zu beeinflussen (wir benutzen mit Absicht <u>nicht</u> das Wort manipulieren), ist im Privaten nicht anders als im beruflichen Alltag. Darum dreht sich nun dieses Kapitel.

Wie wichtig ist es eigentlich darauf zu achten, wann man was und vor allem wie man etwas sagt?
Ist Reden wirklich Silber und Schweigen Gold?
Unserer Erfahrung nach, spielt es eine sehr große Rolle wann man etwas (Probleme, Kritik, Lob) anspricht.
Zeitnah. (Zugegeben, diese Aussage ist relativ!)

Mehr als 24 Stunden sollten dabei <u>wenn möglich</u> nicht verge-hen.

Warum?

Wenn wir Probleme länger mit uns herumtragen, vergrößern sich diese durch das innere negative Gefühl, welches wir zusätzlich aufbauen. Wir bauschen das Problem innerlich auf, wenn wir uns nicht von der Last befreien.

Um das zu vermeiden und um dem Gegenüber bzw. dem Team nicht mit „alten Kamellen" vor den Kopf zu stoßen, ist es wichtig das Unangenehme nicht auf die lange Bank zu schieben.

Man sollte sich jedoch selbst eine Nacht Ruhe gönnen, um die vorhandene Wut, Enttäuschung ein wenig sacken zu lassen. Zu hastig gesuchte Konfrontationen wiederrum können aufgrund der aktuell starken Emotion schnell überkochen und das Gegenteil von dem Erwünschten bewirken.

(Und das wollen wir alle nicht!)

Wie verhalte ich mich, wenn mir Kritik entgegen gebracht wird? Muss ich mir „jeden Schuh anziehen"? Nein, gewiss nicht. Doch sollte man die Kritik in einem ruhigen Moment reflektieren.

Hat die andere Person bzw. das Team vielleicht recht mit dem
was geäußert wurde?
Warum wird mir diese Kritik entgegen gebracht?
Möchte man mir eventuell nur helfen?

Diese Fragen sollte man für sich selber beantworten können,
bevor man die einem entgegen gebrachte Kritik abtut oder sie
gar widerlegen möchte.

Gerade in Teams ist es wichtig sich über Kritik an der eigenen
Art oder der eigenen Vorgehensweise Gedanken zu machen.
Einfach ist es natürlich nicht - das kennen wir alle - sich im ers-
ten Moment negativ klingende Kritik über sich anzuhören.
Doch wie sehe die Alternative aus?
Jeder lebt oder arbeitet nebeneinander her und frisst seinen
Frust über den Anderen in sich hinein, bis der Kessel über-
kocht?
Würde durch so ein Verhalten nicht eine Kluft zwischen den
Menschen, sei es im Beruf oder Privat, entstehen?
Würden wir nicht erst Raum für Unverständnis schaffen, wenn
wir auf Kritik, Lob, platt Sprechen im Team verzichten oder auf
ein Minimum reduzieren?

Die Erfahrung zeigt, dass genau das geschieht. Fehlende
Kommunikation schafft Raum für Unverständnis, Unklarheiten,
Frust, Demotivation, verlorengegangene Teamfähigkeit.

<u>Zitat:</u>

Miteinander reden:

Kommunikationspsychologie für Führungskräfte

von (u.a.) Friedemann Schulz von Thun

„Durch regelmäßige […] Kommunikation wird die Fähigkeit der
Mitarbeiter zur Zusammenarbeit gefördert.“

Dieses Zitat stammt zwar aus einem anderen Zusammenhang,

nämlich bezieht sich dieses auf die Führung von Menschen,

dennoch ist die Botschaft identisch.

In kontinuierlichen Abständen geführte Kommunikation bindet

und fördert Vertrauen, ermöglicht Anderen Einblick in das eige-

ne Denken, macht Absichten transparent (wenn gewollt) und

fördert das Wir-Gefühl.

So gesehen ist das Miteinander und nicht das Übereinander

reden essenziel und nicht aus der erfolgreichen Teamarbeit, der

glücklichen Familie und den freudebereitenden freigewählten

Teams wegzudenken.

Was jedoch genauso wichtig ist, wie das Ansprechen und das

zumindest darüber Nachdenken über die inhaltlichen Punkte, ist

das Verwenden der Richtigen Sprache in der man sich aus-

tauscht.

Sprechen wir etwa nicht alle die selbe Sprache?

Nein, tun wir nicht!

Nur weil etwas gesagt und gehört wird, heißt es nicht, dass der oder die Anderen es für sich verstehen!

Nur weil etwas gehört und verstanden wird, heißt es nicht, dass es gespeichert wird!

Das Wort sprechen hat in diesem Zusammenhang eher die Bedeutung von „Verarbeitungsweise von Sprachübermittlung".

Wir Menschen verarbeiten Informationen auf die unterschiedlichsten Arten.

Daher gilt:

Hören, Verstehen und Speichern wohnen nicht in derselben Straße, sie haben nicht einmal die gleiche Postleitzahl!

Gerade in Teams ist es wichtig zu wissen, wie man etwas zu jemandem sagt, damit der- oder diejenigen es für sich speichern (können).

Bei dem Einen geht es ganz einfach und man benötigt nicht viel Geduld. Bei Anderen muss man den Geduldsfaden mit Mühe zusammenhalten damit das zu Vermittelnde ankommt.

(…. Bei wiederrum anderen ist Hopfen und Malz verloren.)

JÄGER, SAMMLER UND ANDERE TYPEN *
KAPITEL 2.1

Hören, Verstehen und Speichern wohnen nicht in derselben Straße, sie haben nicht einmal die gleiche Postleitzahl!

Wir möchten nun vertieft auf die im Kapitel 2.1 und die nochmal oben genannte These eingehen.

Im Grunde wollen wir doch alle unsere Ziele erreichen und oder verstanden werden.

Dazu müssen wir jedoch wissen mit wem wir sprechen und vor allem müssen wir wissen wodurch unser Charakter oder der unseres Gegenübers geprägt ist, damit wir an unser Ziel kommen.

Am Beginn unserer Entwicklung waren wir entweder Jäger oder wir gehörten zu den Sammlern.

Diese beiden Grundeigenschaften waren eine sehr lange Zeit charakteristisch für unser Handeln.

Die Zeit in der wir „nur" diese beiden Grundeigenschaften besaßen ist jedoch sehr lange her.

Wir als Menschen haben uns weiterentwickelt und das nicht nur basierend auf den Eigenschaften des Jägers oder Sammlers.

Insgesamt wohnen uns Menschen (egal wo auf der Welt wir aufwachsen) vier Grundcharaktereigenschaften inne auf die wir nun eingehen wollen.

Der **<u>Typ des Jägers</u>** (der dominante Charakter) steckt noch immer tief verwurzelt in unseren Grundmustern. Im täglichen Leben treffen wir des Öfteren auf Menschen, die von dieser Grundcharaktereigenschaft besonders geprägt sind.

Gejagt werden nur keine Beutetiere mehr.

Gejagt werden Erfolge.

Ständig auf der Jagd nach Erfolg, nach evtl. Macht und Einfluss, bewegen sich diese Menschen nicht ruhig durch den Alltag, sondern eher wie Mähdrescher. Das Ziel fest im Blick, werden Widerstände bei Seite gemäht. Kurz und knapp. Nicht lange fackeln, das ist die Devise.

Kennen Sie solche Personen?

Wie begegnen Sie Ihnen? Gehen Sie auf Konfrontation?

Wenn ja, seien Sie achtsam! Angenehm wird diese Auseinandersetzung sicher nicht. Worauf ist zu achten?

Tipp:

ZDF! Reden Sie kurz und knapp. Zahlen-Daten-Fakten, mit mehr werden Sie diese Personen nicht für sich gewinnen können. In der Kürze liegt hier buchstäblich die Würze!

Bevor wir zu dem eben schon genannten Sammlern kommen, möchten wir zwei weitere Typen nennen, welche sich in unserer Weiterentwicklung in unseren Grundzügen manifestiert haben.

Die **<u>Typen des Agierens</u>** (der innovative Charakter) zeichnen sich dadurch aus, dass diese Personen nur so vor positiver Energie strotzen.

Erfrischend, belebend; so wirken diese Charaktere zu meist auf ihre Mitmenschen.

(Besonders auf die Herren des Schöpfung!)

Auf neue Ideen springen die Menschen, bei denen dieser Teil besonders stark ausgeprägt ist, sehr schnell an. Aber genauso schnell wie „das Feuer auflodert", erlischt es wieder. Von Ausdauer ist diese Grundeigenschaft nicht geprägt.

Hier und da, von jedem ein bisschen, alles ist toll und alles muss mal ausprobiert werden.

Menschen dessen Charakter zum größten Teil durch das Agierende geprägt ist, strahlen zumeist eine unheimliche Wärme, Nähe und Freundlichkeit aus. Gern zu finden sind diese „Typen" in der Gastronomie und Hotellerie, denn dort können Sie Ihre Stärken perfekt ausspielen.

Was heißt das für Sie?

Steigen Sie auf den Zug der Lebensfreude auf. Lassen Sie sich ein stückweit mitnehmen. Setzen Sie jedoch immer wieder Impulse um das Feuer am Brennen zu halten.

Binden Sie diese Personen mit ein, fördern Sie die Kreativität und das Engagement dieses Charaktertypen. Diese Persönlichkeiten können andere mitreißen, nutzen Sie diese Eigenschaft.

Menschen, die durch **das Dauerhafte** (der stetige Charakter) geprägt ist, sind keine Anhänger von Veränderungen. Das geht bereits aus dem Oberbegriff für diese Grundeigenschaft hervor. Historisch gewachsene Strukturen: „Das haben wir schon immer so gemacht!" Das ist das Leitmotto!

Um diese Grundeigenschaft bildlich darzustellen, nehmen wir eine Figur aus unserer Kindheit. Balu der Bär aus dem Dschungelbuch. Gemütlich, behäbig, eine treue Seele!

Doch unterschätzen Sie diese Grundeigenschaft bloß nicht!

Die Menschen die durch das Dauerhafte geprägt sind, sind wie stabilisierende Säulen. Wertschätzung ihrer Erfahrungen und ihres Handelns sind wiederrum die Säulen, die diese Menschen brauchen um sich wohlzufühlen. Das heißt für Sie, dass wenn Sie sich mit solchen Menschen umgeben, dass Sie unbedingt darauf achten sollten, diese Menschen mit Wertschätzung zu behandeln. Denn wenn nicht, bröckeln ihre Säulen und Sie haben es nicht mehr mit Balu dem Bären, sondern mit einem bockigem Kind zu tun. Und das, so wissen wir alle, kostet eine Menge Kraft und Nerven.

Wertschätzender Umgang mit den Erfahrungen und dem Wissen dieser Personen ist überaus wichtig. Auf Veränderungen oder gar Umstrukturierungen reagieren diese Personen sehr allergisch. Falls solche Dinge anstehen, binden Sie diese Charaktere von vornherein mit ein, damit diese sich zum einen an die Veränderungen gewöhnen und zum anderen diese mitgestalten können.

<u>Der Sammler</u> (der gewissenhafte Charakter) ist auch weiterhin eine feste Größe, welche bei uns Menschen als Charaktereigenschaft verhaftet ist. Jedoch sammeln wir keine Beeren und Wurzeln mehr. Es ist Wissen und das Verwahren dessen.

Es gibt Menschen, welche durch diese Eigenschaft geprägt sind. Diese besitzen eine überaus hohe Intelligenz.

Der Typ des Sammlers hat nicht nur Recht, er weiß es auch noch und er kann es obendrein auch noch belegen. Denn er weiß wo es steht!

Was heißt das für Sie?

Seien Sie vorbereitet und sorgen Sie dafür, dass Sie mit belegbaren Materialien argumentieren.

Tipp:

Sicherheit sowie Qualität prägen diese Personen. Es sind Menschen mit hoher Fachkompetenz, sowie Intelligenz. Würdigen Sie dieses und greifen Sie, mit wertschätzender Bitte, darauf zurück.

<u>Abschließend und für das allgemeine Verständnis:</u>
Es ist nun nicht so, dass wir Menschen strikt nur nach einem dieser Muster leben.
(Das wäre schön, aber auch zu einfach!)
Jeder Mensch trägt all diese Grundcharaktereigenschaften in sich. Manche Eigenschaften jedoch mehr, manche weniger bis kaum. Wichtig ist zu erkennen, wann man welche Eigenschaft auszuspielen hat oder wann welche Eigenschaft beim Gegenüber zu erkennen ist. Diese vier Grundeigenschaften der Typisierung helfen uns, andere Persönlichkeiten in gewissen Situationen in Schubladen einzuordnen.
(Wir Menschen lieben das Schubladendenken!)
Diese Einordnung wiederum hilft uns, dass wir uns selber besser auf das jeweilige Gegenüber einstellen können.
Weiter ist diese Einordnung eine gute Hilfestellung für eine Selbsteinschätzung. Beobachten Sie nun ihr Umfeld.
Sie werden feststellen, dass sich manche Schubladen sehr schnell füllen werden.
(Uns ging es so!)

In Anlehnung (vereinfacht dargestellt und abgewandelt) an das Modell der Persönlichkeitstypisierung nach William Marston – Das DISG-Modell.

WOHER HABEN WIR UNSEREN ANSATZ?

KAPITEL 2.2

*Das DISG-Modell von William Marston
(1893 – † 1947; Vereinigte Staaten)
Unser beschriebener Ansatz entstand im Jahre 1928 und wurde
im Ursprung entwickelt von William Marston.
Dieses Modell bringen wir Ihnen im Folgenden eins zu eins in
einer Kurzbeschreibung nahe.*

DER URSPRUNG

*„Der Psychologe John G. Geier (1934 – † 2009) entwickelte aus
den Überlegungen Marstons diesen selbstbeschreibenden
Persönlichkeitstest. Das Grundmodell von William Marston aus
dem Jahr 1928 wurde bis heute nicht wesentlich verändert.
Marston entwickelte seine Typologie durch mehrere Theorien
aus dem Bereich der Physiologie. Eine weitere Quelle waren die
Beobachtungen von etwa 250 verhaltensauffälligen Kindern
durch die Ärztin Edith Spaulding, die Marston ausgewertet hat.
Als dritte Quelle der Typologie dienten Persönlichkeitsstudien
von Insassen eines texanischen Gefängnisses.“*

DAS MODELL

Das DISG-Modell teilt dem Menschen vier grundlegende Verhaltenstypen zu, welche alle Menschen auf der Welt in sich tragen. Diese vier grundlegenden Verhaltenstypen lassen sich durch Kenntnisse der jeweiligen Eigenschaften lesen, womit sich Situationen für denjenigen, welcher diese Kenntnisse besitzt, gut einschätzen sowie beeinflussen lassen.

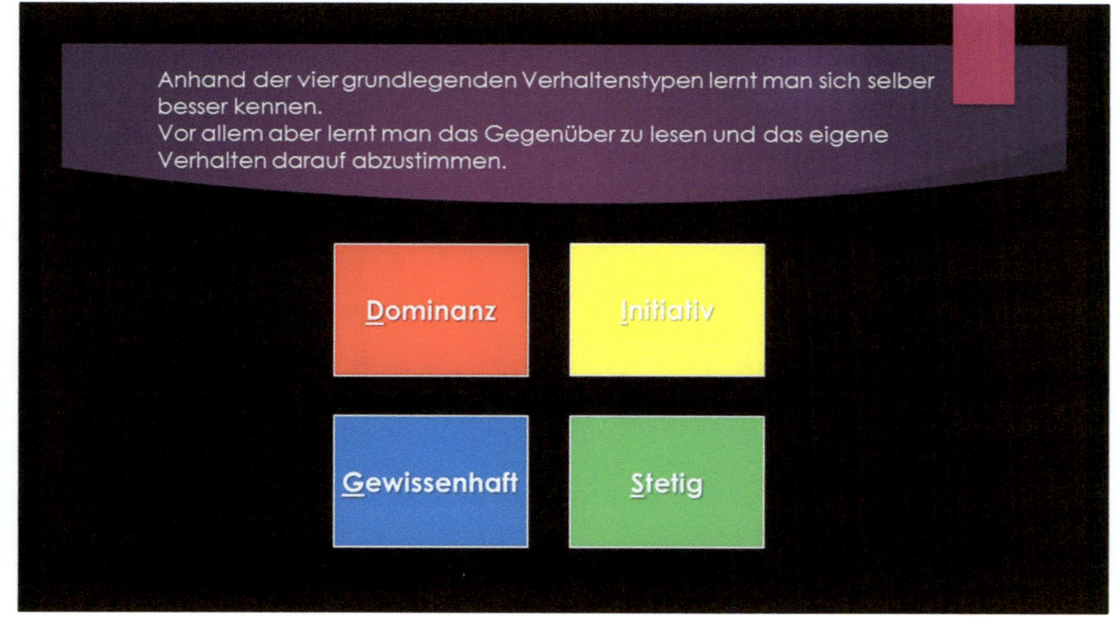

Abb. 1: Das DISG-Modell

WO ERBRINGT DAS DISG-MODELL VORTEILE?

Verkauf: Lesen und einschätzen des Gegenübers
(Verhandlungen, Face to Face, Neukundengewinnung bspw. auf Messen)

Einkauf: Lesen und einschätzen des Gegenüber
(Verhandlungen, Face to Face)

Führungskräfte: Lesen und einschätzen der Mitarbeiter
(Täglicher Umgang mit Mitarbeitern, Kritikgespräche, Feedbackgespräche, Motivation uvm.)

Im Team: Die Teammitglieder lesen und das eigene Verhalten kontrolliert einsetzen
(Im täglichen Umgang mit den Kollegen)

Im Grunde bedient das DISG-Modell alle Aktivitäten, in denen man im direkten Austausch mit Menschen steht.

SPEZIFISCHE EIGENSCHAFTEN DER VIER PERSONENTYPEN

KAPITEL 2.3

Im Folgenden werden wir Ihnen die spezifischen Charakteristika der vier Personentypen nennen, mit Hilfe dessen Sie sich und Ihr Umfeld ein stückweit einordnen können.

Der **Typ des Jägers** (der **d**ominante Charakter):

- ✓ **Risikofreudig**
  Sie sind ein Mensch, der nicht lange fackelt. Jemand, der sofern er sich zu einem gewissen Grad sicher ist, auch einmal Mut zur Lücke beweist und vorangeht.
  Tragen Sie diese Züge im Ganzen oder auch nur in Teilen in sich und handeln Sie nach diesen?
  Falls ja, sind Sie in der Lage, Ihr Umfeld mitzureißen! Sie treiben an!

- ✓ **Selbstsicherheit**
  Sie glauben an sich und an Ihr Können und das zeigen Sie auch.
  Gelebte Selbstsicherheit kann sich, sofern sie in Maßen gelebt wird, auf Ihr Umfeld übertragen. Auch hiermit treiben Sie an!

- ✓ **Ehrgeizig**
  Der Status Quo ist Ihnen nicht genug. Sie wollen mehr. Sie wollen die Karriereleiter hoch oder sich stetig weiterbilden und weiterentwickeln. Für Sie zählt meist das Ziel und nicht der Weg.

✓ **Abenteuerlustig**

Sie sind voller Lebensfreude und strahlen diese Lebendigkeit auch aus. Sie gehen gerne Risiken ein und probieren Dinge aus, die Ihnen fremd sind.
Auch hiermit treiben Sie an. Sie erleben das, wovon andere nur hören.

✓ **Entschieden**

Sie sind selbstsicher und risikofreudig, kurzum entschlossen Entscheidungen zu treffen. Sie reden nicht nur, Sie machen. Sie handeln.
Gerade in der Führung von Gruppen oder Teams sind diese Charakterzüge gern gesehen, denn es braucht immer jemanden der eine klare Richtung vorgibt.

✓ **Wissbegierig**

Sie suchen nach neuen Wegen, nach neuen Erfahrungen oder aber Sie hinterfragen das Gegebene. Ihr Geist sucht stets nach Antworten.
Dieser Charakterzug ist ein äußerst positiver, da Ihr Hunger nach Wissen neue Möglichkeiten und neue Wege aufzeigen wird. Was historisch gewachsen ist, wird durch Sie von Grund auf hinterfragt und kontinuierlich verbessert.

Finden Sie sich in einigen der genannten Eigenschaften wieder, in allen? Vielleicht nur in Situationen oder gar in Ihrem durchgehenden Verhalten? Wenn ja, tragen Sie mehr oder weniger die Eigenschaften des Jägers (dominanter Charakter) in sich. Dies ist per se nicht negativ, Sie sollten nur auf sich und auf Ihr Umfeld achten. Auf sich und Ihre Einsatzbereitschaft, welche sich negativ auf Ihre Gesundheit auswirken kann, sofern diese übernimmt. Und auf Ihr Umfeld sollten Sie achtgeben, da die oben genannten Eigenschaften (u.ä.) bei übermäßiger (unkontrollierter) Ausübung negativ in Ihrem Umfeld aufstoßen könnten. Somit wären Ihre Bemühungen, so gut Sie auch gemeint sind, vergeblich.

Tipp:

Alles in Maßen und die Konsequenzen im Hinterkopf behalten.

Die **Typen des Agierens** (der innovative Charakter):

- ✓ **Beeinflussend**
  Durch Ihre warme und herzliche, gar überschwängliche Art, sind Sie in der Lage Menschen mitzureißen. Sie brennen für ein Thema und Sie können Ihr Feuer auf andere übertragen. Diese Eigenschaft ist Gold wert. Sie bauen durch Ihre Art in den Momenten auf, in denen andere den Kopf hängen lassen.

- ✓ **Impulsiv**
  Sie handeln blitzschnell.
  Ihre Gefühlswelt überkommt Sie und Ihre Emotionen sind nicht mehr zu bremsen. Dadurch sind Sie selber leicht zu manipulieren, jedoch reißen Sie Ihr Umfeld mir Ihrer impulsiven Art mit. Diese Eigenschaft ist ein zweischneidiges Schwert. Sie hat positive Seiten, kann aber bei negativer emotionaler Handlungsweise arge Probleme mit sich ziehen.

✓ **Emotional**

Man kann sagen, Sie fühlen Ihre eigenen Emotionen stärker als andere die Eigenen empfinden.
Ihre innere Welt ist nicht so sehr durch Ihren Kopf
und die Logik geprägt, sondern vielmehr durch Ihre
Befindlichkeit. Sie legen viel Wert auf eine positive
Gemeinschaft. Sie sprechen offen über Ihre Be-
dürfnisse und auch über Ihre Wünsche und Vor-
stellungen. Dies alles kann die Gemeinschaft eines
Teams, vor allem die emotionale Verbundenheit
untereinander, fördern, sofern Ihre eigenen Emotionen nicht dauerhaft den Mittelpunkt darstellen.

✓ **Selbstdarstellerisch**

Sie sprechen sehr gerne über sich und Ihre Stärken (Fachkompetenz, Erlebnisse, Neigungen,
Ängste, Wünsche uvm.). Die Kommunikation, vor
allem die Kommunikation über Sie selbst, ist Ihnen
überaus wichtig. Dies ist zum einen von Vorteil für
Ihr Gegenüber, da diese schnell an Informationen
gelangen, ohne diese explizit zu erfragen. Vorsicht
sei aber dabei geboten, da auch Ihr Gegenüber
Ihnen etwas zu sagen hat. Sie laufen allerdings
auch Gefahr, als eingebildet abgestempelt zu werden.

✓ **Einflussreich**

Einflussreich zu sein, ist eine qualitativ sehr hoch-
wertige Eigenschaft. Diese Eigenschaft haben Sie
inne wie kein zweiter. Durch Ihre erfrischende,
emotionale, freundliche Art finden Sie recht schnell
einen Draht zu Ihren Mitmenschen. Gerade auf der
emotionalen Ebene holen Sie Ihr unmittelbares
Umfeld ab und dadurch fühlen sich die Menschen
in Ihrer Nähe wohl. Als effektive Führungskraft ist
dies eine Eigenschaft die Sie voranbringt.

Gerade in der Rolle des Mentors können Sie Ihre
Stärke gezielt einsetzen.

✓ **Vertrauensvoll**
Vertrauen aufzubauen fällt Ihnen nicht schwer. Sie
sehen das Positive im Menschen. Positive Erfahrungen verstärken diese Eigenschaft. Eine Gefahr
dieses Charakterzuges ist naiv wirken zu können.

Finden Sie sich in einigen der genannten Eigenschaften
wieder, gar in allen?

Vielleicht nur in Situationen oder gar in Ihrem durchgehenden Verhalten? Wenn ja, tragen Sie mehr oder weniger die
Eigenschaften des Agierens (der innovative Charakter) in sich.
Sie sind ein Mensch der im Ganzen positiv und sehr erfrischend
auf Ihr Umfeld wirken kann. Ein paar Tücken können Sie in ein
negatives Licht rücken, jedoch überwiegen Ihre menschlichen
Eigenschaften so sehr, dass Ihnen Ihre warmherzige emotionale Art meist wieder zurückgegeben wird.

<u>Die durch das Dauerhafte geprägten Typen</u> (der <u>s</u>tetige
Charakter):

✓ **Beständig**
Sie sind Widerstandsfähig und überaus beständig.
Die durch das Dauerhafte geprägten Persönlichkeiten haben viel erlebt und Sie haben eine Menge
Erfahrung.
Wie eine Eiche im Wind – widerstandsfähig und
beständig. Jedoch sind Sie auf Veränderungen
nicht gerade positiv zu sprechen. Ihnen ist es
recht, so wie es ist und so soll es auch bleiben,
schließlich haben Sie sich den Status Quo lange
erarbeitet.
(Auch wenn der Status Quo für Sie nicht die Erfüllung ist,
Sie wissen was Sie haben und es könnte schlechter sein
als es ist.)

✓ **Besonnen**
Zu Unbedachtsamkeiten lassen Sie sich nicht hin-
reißen. Sie agieren vernünftig und wägen stets
Vor- und Nachteile sowie Konsequenzen ab. Sie
zählen nicht zu den Menschen die man für risikofreudig hält. Wenn Ihre Mitmenschen einen Rat
brauchen, kommen diese zu Ihnen.

✓ **Liebenswürdig**
Sie sind der gute Kern einer Gruppe, die gute See-
le. Derjenige der sich kümmert. Sie sind der
Mensch mit dem man gerne Zeit verbringt und bei
dem man sich wohl fühlt. Sie sind herzlich.
Eine feine Seele, die dies in einem Team durchaus
als Stärke ausspielen kann, denn Sie halten das
Team zusammen.

✓ **Loyal**
Viel wurde miteinander durchgemacht, nicht nur
gute Zeiten. Sie haben gemeinsame schon einige
Erfolge gefeiert. Auch vieles Schlechte wurde gemeinsam überwunden und all das wissen Sie zu
schätzen. Sie bleiben dort wo sie sind, dort wo
man sie braucht. Komme was wolle, Sie bleiben.
Ihr Umfeld weiß, was man an Ihnen hat und das
wiederrum ist Ihnen auch bekannt, denn dies ist
ein Grund warum Sie jeder Verlockung trotzen.

✓ **Teamfähig**
Sie sind beständig, besonnen, liebenswürdig und
loyal. Stelle man eine Gleichung auf, wäre das
Ergebnis: Teamfähig. Und dies zu 100%.

Finden Sie sich in einigen der genannten Eigenschaften
wieder, gar in allen? Vielleicht nur in Situationen oder gar in
Ihrem durchgehenden Verhalten? Wenn ja, tragen Sie mehr
oder weniger die Eigenschaften des dauerhaft geprägten Typen
(der stetige Charakter) in sich. Fassen wir den stetigen Charakter
zusammen: beständig, besonnen, liebenswert, loyal und ein
Teamplayer. Doch wie reagiert so ein Mensch auf das Unaus-
weichliche? Auf Veränderungen? Eher negativ. Diese Menschen leben den Status Quo, welchen Sie sich erarbeitet haben,
auch wenn Sie diesen nicht sonderlich genießen. Jedoch wissen diese Menschen, dass es auch hätte schlechter kommen
können. Lieber den Spatz in der Hand, als die Taube auf dem
Dach.

So positiv dieser Charaktertyp auch scheint, seine Tücken zeigen sich wie geschrieben bei unerwarteten Veränderungen.

Der stetige Charaktertyp weiß was er kann, er weiß was er geleistet hat und er weiß um seine Loyalität. Daher ist ein wertschätzender Umgang und das frühe Einbeziehen in anstehende Veränderungspläne unabdingbar, um sich diese Menschen und deren Loyalität auf Dauer zu bewahren.

<u>Der Sammler</u> (der gewissenhafte Charakter):

✓ **Analytisch**
Ihre Aufgaben bearbeiten Sie nach einem logisch zergliedernden System.
Ihre Ausführungen sind durch Zahlen, Daten und Fakten gefestigt. Vor einem Dialog mit Ihnen sollte man sich gründlich vorbereiten, denn was Ihr Gegenüber nicht weiß, wissen Sie mit Sicherheit.

✓ **Systematisch**
Einfach drauf los, das sind nicht Sie. Sie machen sich einen Plan, Sie überlegen, „erdenken" sich eine Systematik mit der Sie Ihr Ziel, Ihr gewünschtes Ergebnis, erreichen.

✓ **Sorgfältig**
Sie sind nicht nur äußerst analytisch und systematisch, obendrein erledigen Sie Ihre Pflichten auch noch äußerst sorgfältig. Sie schauen lieber zweimal hin, bevor Sie Ihr Ergebnis anderen vorstellen.

✓ **Perfektionistisch**
Fünfe gerade sein lassen, nein, das wären nicht
Sie. Jeder Schritt wird nicht nur geplant, dieser
wird geprobt und durchdacht. Und dies so lange,
bis es passt und zwar zu 100%.

✓ **Faktenorientiert**
Blumiges Gerede, damit kriegt man Sie nicht.
Wenn man Sie überzeugen will, dann nur mit Zahlen, Daten und Fakten. Theorien müssen bewiesen
werden können. Statistiken, damit kann man Sie
überzeugen.

✓ **Anspruchsvoll**
Sie wollen nicht nur Ihre Aufgaben analytisch, systematisch und perfektionistisch erledigen. Nein, Sie
haben auch einen hohen Anspruch an Andere.

Finden Sie sich in einigen der genannten Eigenschaften

wieder?

Vielleicht nur in Situationen oder gar in Ihrem durchgehen-

den Verhalten?

Wenn ja, tragen Sie mehr oder weniger die Eigenschaften des

Sammlers (der gewissenhafte Charakter) in sich.

Sie liefern nicht nur 100%, Sie fordern diese auch.

Bedenken Sie nur, dass es Menschen gibt, die Ihre

Stärken in anderen Bereichen haben. Gehen Sie

nicht immer davon aus, dass Ihr Gegenüber aus

denselben Gründen wie Sie motiviert ist. Stellen

Sie sich auf Ihr Gegenüber ein, um Ihre Ziele wunschgemäß umgesetzt zu bekommen.

Zum Abschluss dieses Kapitels sei zusammenfassend gesagt, dass das DISG-Modell ein Modell ist, welches sich mit der Personentypisierung von Menschen befasst. Das Modell hilft uns Persönlichkeiten in die von „uns" so geliebten Schubladen zustecken, um situativ auf diese eingehen zu können. Jeder Mensch trägt mehr oder weniger gewisse Eigenschaften der vier beschriebenen Personentypen in sich.

<u>Einen Menschen strickt in eine der beschriebenen „Schubladen" zu stecken, wäre jedoch grundlegend falsch. Diese Schubladen sind situativ zu werten.</u>

Je nach Situation bedienen wir uns unserer Eigenschaften aus den jeweiligen „Schubladen".
Daher kann ein Mensch nicht strickt nach einem Personentypen beurteilt und eingeteilt werden.
Das situative Einteilen und Erkennen, ist das was wir Ihnen vermitteln wollen.
Beobachten Sie. Erkennen Sie. Teilen Sie (situativ) ein.
Handeln Sie nach entsprechender Vorlage in Person Ihres Gegenübers.

KOLLEGEN BEOBACHTEN UND VON IHNEN LERNEN

(EIGENE BEOBACHTUNGEN AUS DENEN WIR VIEL GELERNT HABEN.)

KAPITEL 3

Im folgenden Kapitel werden wir drei Eindrücke beschreiben, welche uns in unserem beruflichen Werdegang geprägt haben. Diese drei Eindrücke begleiten uns noch heute.

Diese drei Eindrücke begleiten uns nicht nur da sie uns persönlich betreffen, sondern auch, weil wir es immer wieder erleben, dass genau diese drei Eindrücke auch von anderen erlebt werden.

Wir kommen morgens ins Büro und die Kollegin die am Vorabend noch an ihrem Platz saß als wir gingen, sitzt schon (wieder oder immer noch) dort. Dies ist eine immer wiederkehrende Situation und wir fragen uns:

Was für ein Durchhaltevermögen besitzt diese Kollegin?

Das Überstundenkonto ist gut gefüllt. Wir haben also keinen Grund für ein schlechtes Gewissen. Dennoch bewundern wir diesen Ehrgeiz, der unseren noch übersteigt. Was lernen wir von unserer Kollegin? Arbeite hart an deinem Erfolg, egal wie schwer es ist! Halte durch!

(Dies spornt uns an.)

Es lässt uns aber auch viel darüber nachdenken an welchen Stellen man etwas, aber auch sich selber, optimieren kann.

Folgende Fragen durchlaufen unseren Kopf:

Steht das Erreichen von Kennzahlen über allem?

Über unseren Bedürfnissen und unserer freien Zeit? Steht das Erreichen von Kennzahlen über der Zeit, die viele im Neudeutschen als „Quality Time" bezeichnen?

Wie viel dieser „Quality Time" steht uns zu und wie viel Zeit muss über die angesetzte Arbeitszeit wirklich aufgewendet werden?

Obliegt es nicht einem Umdenken des jeweils vorherrschenden internen Systems, wenn man die erforderten Kennzahlen nicht in der vorgegebenen Zeit (Stunden / Tag) erreichen kann? In erster Linie sei klar gesagt, dass jeder sich selbst optimieren sollte, bevor man beginnt das jeweils vorherrschende System zu hinterfragen.

Zu diesem Zweck sind ausreichend Konzepte vorhanden. Sei es das Eisenhower-Konzept zum Thema Zeitmanagement oder auch das simple 3-Körbe-Konzept zur Strukturierung der eigenen Arbeitsweise. (Um an dieser Stelle nur zwei zu nennen)

„Schnacken" können viele.

Doch wenn das Gesagte mit Wissen (nicht nur Fachwissen, sondern auch Allgemeinwissen) und auch Taten unterfüttert wird, sollte man zuhören! Sehr genau!

Man sollte sich hinterfragen, wie man die eigene Person so optimieren kann, dass einem so ein rhetorisches Können innewohnt.

Was muss man an fachlichen Themen wissen?

Woher bekomme ich die nötigen fachlichen Informationen?

Wieso habe ich diese nicht bereits?

Welche Nebenthemen beeinflussen meinen Bereich und wie werde ich in meinem Tun durch diese Nebenthemen beeinflusst?

Durch das richtige Wording (siehe: Sprechen im Team – Kapitel 2) werden unterbewusst emotionale Verbindungen hergestellt. Das kann zu sehr engen zwischenmenschlichen Beziehungen (Geschäftsbeziehungen) führen. Garantiert nicht von Nachteil! Wieder einige Punkte, die wir durch eigenes Hinterfragen beantworten können.

Mit was für Charakteren habe ich es tagtäglich zu tun?

Was haben diese individuellen Personen für einen Hintergrund?

Durch was für Nebenthemen werden diese Menschen gegebenenfalls beeinflusst?

Ein Kollege von uns beherrscht dies außerordentlich gut.

Was lernen wir von diesem Kollegen?

Nehme dir Zeit für deine Kunden / Lieferanten / Kollegen / Mitmenschen! Pflege den Kontakt. Schaffe Verbindungen, die über das Geschäftliche hinausgehen um das Geschäftliche auszubauen!

Wie wichtig ist ein informeller Anführer in einem Team? Außerordentlich! Jedes Team braucht einen informellen Anführer. Jedes Team hat einen informellen Anführer. Aber was genau ist ein informeller Anführer? Der informelle Anführer nimmt die Führungsrolle aufgrund gruppenspezifischer Rollenverteilungen ein. Seine anerkannte Autorität resultiert aus seiner Erfahrung, seinen persönlichen Eigenschaften. Diese Person ist nicht der offizielle Anführer, er ist Teil des Teams. An solchen Persönlichkeiten sollte man sich orientieren. Nicht umsonst wird diese Person sehr oft von Kollegen um Rat gefragt. Nicht ohne Grund trägt diese Person eine große (offizielle und auch inoffizielle) Verantwortung. Diese Person kann auch als Mentor* bezeichnet werden und die Person gibt dem Team (bewusst und auch unbewusst) einen Orientierungspunkt vor. Auch wir konnten uns an so einer Person orientieren. Zum Glück!

Was konnten wir von dieser Person lernen?

Nehme dir Zeit für die Unerfahrenen. Gebe deine Erfahrungen weiter, lasse andere an deinem Wissen teilhaben. Erkläre in

Ruhe, wenn es sein muss auch mehrmals. Zeige klare Grenzen auf, wenn es angebracht ist. Bleibe jedoch überwiegend gelassen und setze andere nicht unnötig unter Druck. Übe jedoch in angebrachten Situationen Druck aus um die Spannung hochzuhalten. Das Team wird davon profitieren und auch Sie selber lernen dazu!

*Jemand, der sich für jemanden einsetzt, ihn betreut und berät.

Warum teilen wir diese Erfahrungen mit Ihnen?

Aus einem einfachen Grund! Schauen Sie sich um.

Von wem wird Ihr Handeln beeinflusst?

Was für positive Eigenschaften könnten Sie von anderen übernehmen? Welche Eigenschaften sollten Sie sich jedoch nicht aneignen? Was machen andere besser als Sie?

Durch welche Kollegen oder auch Persönlichkeiten werden Sie angespornt?

Lernen Sie von Ihren Mitmenschen sowie ihren Kollegen und optimieren Sie sich durch das Aneignen von positiven Eigenschaften der Anderen.

Worauf ist also zu achten?

Das sogenannte „Wording" (die Wortwahl) des und der Anderen spielt eine grundlegende Rolle. Spricht unser Gegenüber „blumig", sollten wir dies auch tun. Ist unser Gegenüber ein ZDF-Mensch (Zahlen-Daten-Fakten), halten wir uns kurz und bringen nur die knallharten Fakten zu Tage um die Botschaft zu vermitteln. Handelt es sich um einen Menschen, dessen Wesen von Wertschätzung zehrt, dürfen wir dies nicht außer Acht lassen. Stellen Sie Ihre Persönlichkeit zurück und gehen Sie auf Ihr Gegenüber ein! Reflektieren Sie dies bitte auf Ihre Art Probleme oder Kritik (auch positive) zu kommunizieren.

Sie wollen eigentlich nur Gutes, doch Sie …

… werden oft missverstanden?

… haben oft das Gefühl gegen eine Wand zu reden?

Wie könnten Sie dies ändern?

Tipp:

Knüpfen Sie eine unterbewusst emotionale Verbindung, indem Sie die gleiche Sprache sprechen.

Stellen Sie Ihr „Wording" auf Ihren Gesprächspartner ein. Es ist wichtig wie Ihr Gegenüber hört.

Achten Sie auf die Wortwahl Ihrer Teammitglieder, Ihrer Mitmenschen.

Schweigen nur dann wenn nötig, reden Sie zeitnah wenn möglich!

VON NACHSICHT BIS AUFGEBEN

KAPITEL 4

<u>Zitat:</u>
Daniel Wersel -
Honorardozent an der HKBiS Hamburg - 2015

„Alles was wir können, ist (für uns!) leicht!
Alles was wir nicht können, ist (für uns!) schwer!"

Wir gehen oft von einer Selbstverständlichkeit aus, wenn wir selber Dinge können („Das ist doch ganz leicht!") und wir geraten in ein Unverständnis, wenn Andere es (eventuell) nicht auf Anhieb hinkriegen. Wenn das Erledigen einer bestimmten Sache oder eine Fertigkeit an sich für uns leicht ist, kann man dann von Anderen verlangen, dass es ihnen ebenso leicht fällt?

Was tun wir, wenn der oder die Anderen diese Fertigkeit nach einer gewissen Zeit immer noch nicht beherrschen?

Liegt es vielleicht an uns?

An unserem Selbstverständnis?

Alles was wir können, ist für uns leicht! Warum?

Weil wir es uns angeeignet haben.

Wir konnten die Dinge die wir Stand heute können, vor geraumer Zeit auch noch nicht.

Es hat eine gewisse Zeit (mal länger, mal kürzer) gedauert, bis wir diese bis heute gesammelten Eigenschaften unser Eigen nennen konnten. Ist es dann nicht vermessen von unseren Mitmenschen oder Kollegen zu verlangen, dass diese ohne unsere Erfahrungen die gleichen Eigenschaften oder Fertigkeiten beherrschen?

Wir sehen es des Öfteren, dass (jüngere aber auch ältere) Menschen mit einer für sie neuen Aufgabe konfrontiert werden und dass von Ihnen verlangt wird, dass diese Aufgabe ohne Fehler erledigt wird. Dazu ist zum einen zu sagen, dass wir nur durch Fehler lernen! Und zum anderen können wir in „unserer eigenen Welt" nicht verlangen, dass andere wiederrum in „ihrer eigenen Welt", die gleiche Herangehensweise, Denkweise und Erfahrung haben wie wir! Meine eigene Welt ist niemals die Welt des Anderen! Was ist also unsere Aufgabe, wenn wir Aufgaben verteilen, delegieren oder diese jemanden beibringen? Alles was wir nicht können, ist für uns schwer! Das heißt, wir sollten schauen, wie sich die Erfahrungen, Denkweisen in unserem Team verteilen und wie wir vorhandenes Wissen und auch Ansichten im Team multiplizieren können. Haben Sie also bitte Nachsicht, wenn Ihre Mitmenschen und Kollegen Ihre Fähigkeiten und Erfahrungen nicht teilen. Wie können Sie auch? Wenn wir also Menschen mit neuen Aufgaben betreuen, sollte genügend Zeit für die umfangreiche Kommunikation eingeplant werden.

– Erklären, Rückfragen, Zwischenberichte (Meilensteine), Feedback. – Diese Punkte der Kommunikation sind wichtige Eckpfeiler wenn Sie sicherstellen wollen, dass Aufgaben zielgerecht erfüllt werden.

Nun kann es vorkommen, dass trotz regelmäßiger Kommunikation aneinander vorbei geredet wird, schaffen Sie daher eine gemeinsame Basis. Das Abgleichen „der eigenen Welt" mit der des Gegenübers bildet die Grundlage für ein Ergebnis das alle zufrieden stellt. Haben Sie Nachsicht mit Menschen, deren Welt nicht Ihrer entspricht. Es kostet manchmal viel Zeit und auch Kraft (manchmal mehr als wir aufbringen können oder wollen), doch um als Team gemeinsam erfolgreich zu sein, sollte diese Zeit investiert werden. Ein Team, welches den gleichen Startpunkt (bildlich gesprochen) hat, hat es im Laufe der Zeit leichter, geschlossen ans Ziel zu kommen. Aus eigener Erfahrung können wir Ihnen sagen, dass das Bilden des gleichen Startpunktes zum Teil harte Arbeit sein kann, besonders wenn einzelne Teammitglieder sich sperren oder nicht die geistige Mühe aufbringen wollen, sich in Ruhe die nötigen Kenntnisse anzueignen.

Was tut man in solchen Fällen?

Diese Person fallen lassen?

Versuchen mit dem Team eine gemeinsame und für das Team positive Lösung zu erarbeiten?

Das negativ auffallende Teammitglied intensiv, aufbauend und motivierend in Einzelgesprächen unterstützen?

Egal wie sie sich entscheiden, im Vordergrund von allem steht eine offen geführte Kommunikation.

Denn nur wenn die falsch laufenden Themen angesprochen werden, können die Ursachen lokalisiert und eine Lösung fokussiert werden.

Der Kern des Ganzen sollte für Sie lauten:

Reden Sie bevor Sie handeln und haben Sie Nachsicht bevor Sie aufgeben!

STÖRUNGEN IM TEAM HABEN VORRANG!

DAHER STÖRUNGEN (IM VORFELD) VER-MEIDEN!

KAPITEL 5

Störungen im (Arbeits-) Umfeld hemmen die Performance.

Störungen im (Arbeits-) Umfeld vergiften die Stimmung im Team.

Störungen im (Arbeits-) Umfeld beeinträchtigen das Wohlbefinden.

Störungen im (Arbeits-) Umfeld verhindern Erfolg!

Wie wichtig es ist Störungen frühzeitig zu erkennen und vor allem zu beheben, werden wir in diesem Kapitel thematisieren. Was sind denn eigentlich Störungen?

Als Störung kann man all das betiteln, das uns daran hindert erfolgreich zu sein. Im Team oder allein. Wir werden uns im Folgenden auf Störungen im Team beschränken.

Als anschauliches Beispiel wählen wir ein Arbeitsteam aus fünf festen Säulen (Personen).

Nun stellen wir uns ein Haus vor, das von fünf Säulen getragen wird. Die jeweiligen Säulen dienen der Stabilisierung sowie der ausgeglichenen Verteilung der Last. Alle Säulen sind gleich groß und von der Stabilität her gleich geschaffen.

In diesem Fall steht unser Haus auf den stabilen Säulen namens: 1. Offene Kommunikation im Team, 2. Wertschätzender Umgang unter den Teammitgliedern, 3. Gute Gesundheit der Teammitglieder, 4. Vertrauen untereinander und 5. Gelebter Optimismus.

(Vgl. folgender Abb.)

Kehren wir kurz in die reale Welt zurück.

In der Realität ist das Arbeitsaufkommen in der Regel sehr hoch und wir nehmen an, dass alle fünf Säulen (Personen) so mit Ihren Aufgaben ausgelastet sind, dass sie sich im sogenannten „Flow" befinden.

Der „Flow" (aus dem Englischen: fließen, rinnen, strömen) *beschreibt den Zustand der Arbeitsbelastung genau zwischen der Unterforderung und der allseits bekannten Überforderung. Wir befinden uns also in der Belastungsphase in der wir funktionieren* (Es läuft; Wir sind im Fluss) *können, ohne uns unter- oder überfordert zu fühlen.*

Fällt eine der Säulen kurzzeitig aus, können (bildlich gesprochen) die anderen Säulen für kurze Zeit entsprechend verschoben werden (eine Umverteilung der Aufgaben wird vorgenommen) und die Last kann von den verbleibenden Säulen übernommen werden. Wir befinden uns nun kurzzeitig in der Phase der einzelnen Überlastung.

Für eine kurze Zeit mag das Konstrukt des Teams diesem Zustand standhalten. Ist der Ausfall einer der Teamsäulen jedoch von langfristiger Dauer, besteht die Gefahr des Zusammenbruches des Teams, auf Grund dauerhafter Gesamtüberlastung.

Warum tragen unsere Säulen die Begriffe Kommunikation, Wertschätzung, Gesundheit, Vertrauen und Optimismus? Unserer Erfahrung nach, treten besonders Störungen in den genannten fünf Bereichen auf.

Zusammengenommen sind diese fünf Säulen, sofern diese gelebt und umgesetzt werden, ausschlaggebende Faktoren für Erfolg im Team.

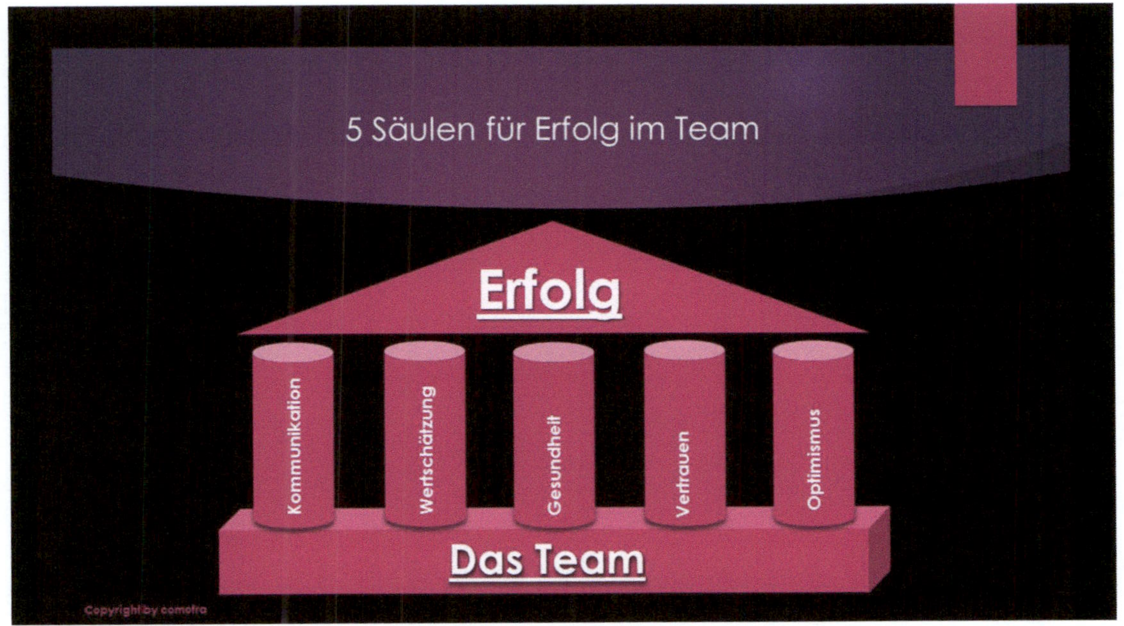

Abb. 2: 5 Säulen für Erfolg im Team

Widmen wir uns dem Bereich der offenen **Kommunikation**; der ersten Säule. Kommunikation, so wie wir sie in diesem Kontext definieren, beinhaltet eine offene Dialogkultur. Das soll heißen, dass sich jedes Teammitglied durch Artikulation im Team transparent macht. Auch die Teamführung, soweit es in Ihrem Rahmen möglich ist.

Was für Aufgaben werden begleitet?

Wann stehen was für Termine (im beruflichen Kontext) an?

Welche Fortschritte sind zu verzeichnen?

Wo gibt es Probleme?

(Es kann um Hilfe gebeten werden, wenn man sich verrannt hat)

Transparenz fördert Verständnis untereinander und kann im Dialog Verbesserungsmöglichkeiten aufzeigen.

Die zweite Säule ist die **Wertschätzung** untereinander, aber auch die von oben nach unten und umgekehrt.

Zu oft wurde es schon geschrieben und zu oft wurde das Konzept des „nicht gemeckert ist gut gelobt" verteufelt, dennoch wird dieses veraltete Konzept immer noch zu häufig gelebt.

Wer Lust auf Erfolg schaffen will, sollte auch Erfolge (so klein sie auch sein mögen) wertschätzen. Nichts drückt mehr auf die Motivation, als durch Stillschweigen gewürdigter Erfolg oder Teilerfolg. Unserer Erfahrung nach ist eine offen gelebte Anerkennungskultur der Schlüssel für langfristigen Erfolg.

Um den Willen nach mehr Erfolg zu wecken oder diesen aufrecht zu erhalten, ist das Lob für erfolgreich erbrachte Leistungen ein notwendiger Impulsgeber. Es ist nicht die Rede von großen Lobeshymnen, die ausgesprochen werden sollen. Aus eigenen Erfahrungen heraus können wir sagen, dass ein lapidar erscheinender Satz wie „Gute Arbeit!" die Motivation erheblich steigern kann. Auch wenn Sie nun denken, warum soll ich das tun? Mich lobt doch auch keiner! Bedenken Sie in Ihren jetzigen Gedankengängen jedoch, dass Sie durch solch ein Handeln den Unterschied zwischen guten und schlechten Umgang ausmachen können. In dem Moment, indem Sie durch das Loben aus dem Nichtloben ausbrechen, nutzen Sie eine Möglichkeit. Sie nutzen die Chance der Aufwertung Ihrer Art der Kommunikation und heben sich von denen, die es nicht für nötig halten die gute Arbeit anderer wertzuschätzen, ab.

Die dritte und zentrale Säule ist die **Gesundheit**.
Die Rede sei nun nicht davon, dass jeder kleine Schnupfen zu theatralischen Führsorgeszenarien führen soll. Nein, die Rede ist davon, dass eine Überlastung von Personen auf längere Sicht betrachtet, negative Auswirkungen auf die Gesundheit hat. Die negative gesundheitliche Belastung führt über kurz oder lang dann dazu, dass ein Teammitglied, sprich eine Säule, wegfällt. Daher ist, so unsere Auffassung, dafür Sorge zu tragen, dass trotz Erfolgsdruck, Deadlines, Meilensteinen die Gesundheit nicht vor den offenen Augen weiterer Personen ge-

fährdet werden darf. Leichter gesagt als getan?

Auch hier gilt, Sie können durch so ein aktives, mündiges und achtsames Miteinander den Unterschied zwischen guten und schlechten Umgang untereinander ausmachen. Auch hier können Sie die Möglichkeit nutzen und sich, von denen die es nicht für nötig halten, abheben. Nutzen Sie die Chance die Sie haben, indem Sie verantwortungsvoll und achtsam mit einander umgehen.

(Beispielsweise indem Sie gleichermaßen Aufgaben verteilen und so ein Gleichgewicht der zutragenden Last im Team herstellen.)

Die vierte Säule trägt den Namen **Vertrauen**.

Ein Fundament für Vertrauen haben Sie bereits gelegt, sofern Sie nach den eben genannten ersten drei Säulen handeln.

Sie schaffen Vertrauen zu Ihren Mitmenschen oder Kollegen, indem Sie offen und transparent kommunizieren. Sie schaffen Vertrauen zu Ihren Mitmenschen oder Kollegen, sofern Sie ehrlichen und wertschätzenden Umgang pflegen. Sie schaffen vertrauen, indem Sie auf Ihre Mitmenschen oder Kollegen achtgeben. Umgekehrt haben Sie durch dieses Vertrauen, welches Sie sich als Säule erarbeitet haben, einen Vorteil. Denn auch Ihnen gegenüber wird offen und transparent kommuniziert werden. Vielleicht nicht in jeder Instanz, aber Sie werden eine Veränderung feststellen können. Wertschätzender Umgang ist heutzutage von oben nach unten schon sehr selten geworden, daher fällt man auf, wenn man aus einer höher gestellten Position heraus nach unten oder aber auch nach oben lobt und anerkennt. Die Kommunikation Ihnen gegenüber wird sich auf lange Sicht gesehen auch hier verändern. Gehen Sie nun achtsam mit Ihren Mitmenschen oder Kollegen um, wird sich bei Ihrem Gegenüber mit der Zeit ein Umdenken, ein bewussteres Wahrnehmen einstellen und dieses werden Sie, wie die übrigen Säulen auch, positiv gespiegelt bekommen. Und zwar mit Vertrauen.

Zu guter Letzt nennen wir die Säule des **Optimismus**. Ein Miesepeter konnte noch nie motivieren. Haben Sie schon mal eine Produktpräsentation beobachtet, bei der der Redner die Mundwinkel nach unten hängen ließ? Wenn ja, wie kam die bei Ihnen an? Wurden Sie mal motiviert indem Ihr Gegenüber miesepetrig auf Sie einredete? Haben Sie so eine Situation schon einmal erlebt? Wir schon. Sie auch?
Wie wirkte dies auf Sie?
Worum es uns geht ist gelebter Optimismus, welcher aus Vertrauen resultiert. Wenn Sie wissen, dass Sie und Ihr Team die anstehende Aufgabe, das anstehende Projekt oder Jahr, erfolgreich meistern, zeigen Sie dies. Leben Sie den Optimismus in jedem Moment den Sie können. Ihr Optimismus wird auf andere, die vielleicht noch nicht so überzeugt oder aus anderen Gründen gehemmt sind, überspringen.

Jürgen Klopp sagte einst sinngemäß in einem Werbespot: *"Die Lust auf Erfolg ist größer, als die Angst vor dem Versagen!"* Wecken Sie also durch Ihren Optimismus auch bei anderen die Lust auf den Erfolg!

Wie kann ich im Vorfeld Störungen vermeiden?

Worauf ist beim Zusammenstellen des Teams und somit des beschriebenen Konstrukts zu achten?

Um im Vorfeld spätere Störungen zu vermeiden, sollte bei der Auswahl der Teammitglieder die innere Beschaffenheit der Personen sorgfältig geprüft werden.

Um die bildliche Sprache zu verlassen, bedeutet dies für die Teamzusammensetzung, dass alle Teammitglieder annähernd die gleichen Kenntnisse (Wissen), dasselbe Engagement und ein ähnliches Verantwortungsbewusstsein mitbringen sollten.

Fehlen diese Faktoren (Kenntnisse / Wissen, Engagement und Verantwortungsbewusstsein) bei einem oder gar bei mehreren Teammitgliedern, können starke Störungen entstehen und ein Konstrukt aus Effektivität ist gefährdet; oder entwickelt sich erst gar nicht. Kommen wir auch nochmal auf das in Kapitel 2 beschriebene DISG-Modell zu sprechen.

Bei der Teamzusammenstellung ist besonders darauf zu achten, dass wir nicht nur einen Charaktertypus in unserem Team vertreten haben

(**d**ominante, **i**nnovative, **s**tetige, **g**ewissenhafte Charaktertypen).

Abhängig von der zu bewältigenden Aufgabe ist es wichtig die Mischung der Charaktere abzustimmen. Zugegeben, in einigen Branchen macht es durchaus Sinn, sein Team strickt nach einem Charaktertypen zu formen. Nehmen wir beispielsweise Serviceteams in der Gastronomie, diese sind in der Regel mit innovativen Charakteren besetzt. Hier ist der Servicegedanke dem innovativen Charakter aber auch auf den Leib geschneidert. Daher kann die fachliche Qualifikation nicht allein ausschlaggebend sein. Diese ist zwar grundlegend wichtig, jedoch nicht allein entscheidend. Für den Erfolg eines Teams ist der Teamcharakter verantwortlich. Und dieser - so beschrieben in Kapitel 1 - bildet sich erst nach einer gewissen Zeit und nach Durchlaufen bestimmter Phasen, die erst überwunden werden müssen.

Zur Verdeutlichung:

Stellen Sie sich ein Team vor, welches nur aus dominanten Charakteren besteht? Welche Störungen können Ihrer Meinung nach aufkommen?

Würden Sie Ihr Ziel mit einem Team erreichen, welches nur mit innovativen Charakteren bestückt ist?

(Ausgenommen die Gastronomie)

Fallen Ihnen mögliche Störungen ein, welche Sie an der Zielerreichung hindern?

Welche Probleme könnten bei einem Team entstehen, das nur aus stetigen Charakteren besteht?

Ihr Team besteht nur aus gewissenhaften Charakteren, würden Sie Ihr Ziel in der gewünschten Zeit erreichen?

Betrachten wir nun nicht, wie vielleicht weiter erwartet, das Team an sich, sondern diejenigen die das Team leiten.

Das Handeln derer überträgt sich auf das Team. Sofern keine der oben genannten Faktoren (Säulen) vorgelebt werden, können diese nicht vom Team verlangt werden.

Deshalb ist dafür Sorge zu tragen, dass (aus Sicht der Führung) das eigene Handeln stets selbstreflektierend betrachtet wird.

Erwarten Sie nichts, was Sie nicht selber vorleben!

Gehen wir nun davon aus, dass die Faktoren offene Kommunikation, Wertschätzung, Achtung der Gesundheit, Vertrauen und Optimismus vorgelebt werden.

Wie wäre dann bei Störungen im Team zu handeln?

Störung! ! !

Ihr Team hat einen inneren Konflikt!
Die Effektivität ist gehemmt, es entsteht Frust.
Nicht nur bei den Teammitgliedern sondern auch bei Außenstehenden, welche vom Ergebnis profitieren soll(t)en.

Haben wir nun so eine Situation, dass mögliche Störungen nicht frühzeitig erkannt worden sind, sollte die aktuelle Störung definitiv thematisiert werden. Nun kommt es wiederrum in erster Linie auf das Team an. Haben Sie mündige Teammitglieder, werden diese das Thema innerhalb des Teams ansprechen.

Fehlen diese Personen, die offen über Probleme sprechen (können), ist Einfluss von außen gefordert. Der Impuls zu einem aktiven Dialog aller Beteiligten sollte nun von demjenigen gesetzt werden der das Team leitet.

Kommunikation kann und sollte man einfordern.

Störungen haben Vorrang!

So unangenehm es einem auch sein mag, sich mit Problemen der zwischenmenschlichen Natur auseinandersetzen zu müssen; von alleine werden die Störungen nicht verschwinden.

Es ist nun außerordentlich wichtig, die Störung zu lokalisieren und sowohl im Team als auch in einzelnen Gesprächen konstruktiv zu thematisieren. Räumen Sie Platz und Zeit ein, um aufgetretene Störungen zu beheben.

Zögern Sie nicht davor schwierige Gespräche zu führen.

Kleinere Störungen können durch ignorieren übergangen werden, doch wie auch bei einem Loch im Zahn, geht das Problem nicht von alleine weg. Im Gegenteil. Es wird in der Regel größer, ebenso wie das Loch im Zahn. Das anfangs kleine Problem weitet sich aus und überschattet das tägliche Handeln. Gerne dürfen Sie dem wiedersprechen, doch gehen Sie vorab in sich und reflektieren Sie. Befinden Sie sich in so einer Situation, zählt eins ganz besonders. Kommunizieren Sie!

Kommunizieren Sie das Problem, diskutieren Sie Lösungsansätze, kommunizieren Sie Grenzen und Konsequenzen!

Im Fokus der Kommunikation stehen als erstes der oder die Störfaktoren.

Tipp:

Wichtig ist es bei der Kommunikation auf eine ausgewogene Steuerung des Handelns zu achten.

Alle betroffenen sollten den gleichen „Raum" erhalten, um ihre Sorgen loswerden zu können.

Die Führung ist dafür verantwortlich, dass sich kein Teammitglied vernachlässigt fühlt und so bereits vorhandene Spannungen vergrößert werden.

Treten Sie in einen aktiven Dialog, bevor Ihr Konstrukt (Team), einst zusammengestellt für effektiven und nachhaltigen Erfolg, zerfällt.

DIE VIER GRUNDREGELN FÜR POSITIVE UND ERFOLGREICHE ARBEIT IM TEAM [NACH „FISH"]

KAPITEL 6

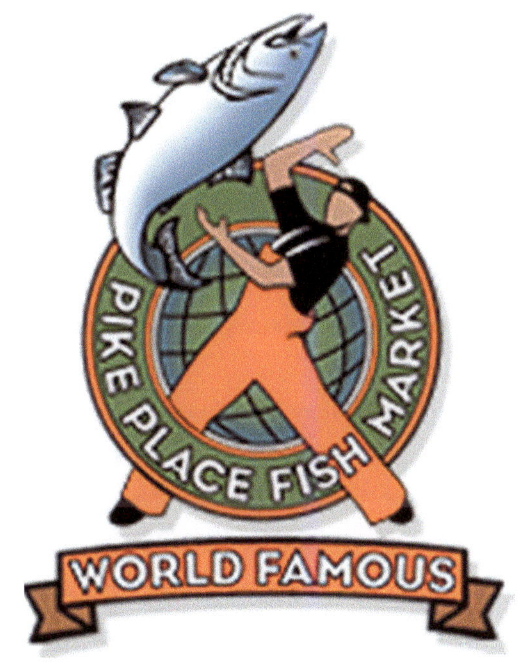

[Bildquelle: upload.wikimedia.org/wikipedia/en/7/7a/Logo_ppfm.png]

[Quelle:

Stephen C. Lundin *beschreibt in seinem Buch „Fish! Ein ungewöhnliches*

Motivationsbuch" den Unterschied zwischen einem „normalen" Fischverkäu-

fer und einem Fischverkäufer, der weltberühmt wurde.]

Inspiriert für den Alltag und begeistert von der Grundidee wurden wir von dem Buch „Fish! Ein ungewöhnliches Motivationsbuch". Teil unserer Tätigkeit und auch unseres Denkens ist es, dass wir uns stetig weiterentwickeln wollen.

Dazu gehört es unserer Ansicht nach, sich viele Sichtweisen und Konzepte anzulesen oder auch zu übernehmen (Idealfall!).

In dem genannten Buch („Fish! Ein ungewöhnliches Motivationsbuch" von Stephen C. Lundin) geht es hauptsächlich um einen Fischmarkt in Seattle, welcher durch vier für uns nachvollziehbare, logische und so einfache Grundregeln weltberühmt wurde.

1.   Wahl der richtigen Einstellung

Jeder von uns, gleich welcher Arbeit wir nachgehen (müssen oder wollen), hat die Wahl, die eigene Einstellung zu der Tätigkeit selbst zu wählen, auch wenn wir die anstehende Tätigkeit nicht verhindern können. Sie können sich selbst bemitleiden, dass ausgerechnet Sie diese Arbeit erledige müssen. Man kann sich so durch eine negative Einstellung selber hemmen.

Sie können sich selber negativ beeinflussen, sich selber runterziehen. Oder aber man entscheidet sich, die anstehende Arbeit als gegeben anzusehen und Sie machen das Beste daraus.

Wenn wir persönlich an morgen denken, ist gewiss nicht alles schön was da auf uns wartet. Schwierige Gespräche, Termine die aus unzähligen Gründen verschoben werden, Papiere ohne Ende.

Doch eins ist klar!

Und zwar, dass wir uns davon nicht unterkriegen lassen, sondern dass wir uns dem stellen wollen. Mit Freude. Mit Freude für die wir uns entschieden haben.

Freude daran, all die Aufgaben gut und effektiv und mit einem inneren Lächeln zu erledigen.

Diese Freude haben wir selbst gewählt!

Wir müssen Arbeiten erledigen, heißt aus unserer Sicht nichts anderes als, wir haben uns dazu entschieden, unseren Job auszuüben. Unseren Job auszuüben heißt, dass Aufgaben auf uns zu kommen, die wir nicht mögen. Da wir die von uns nicht gemochten Aufgaben nicht umgehen können, entscheiden wir für uns mit welcher Einstellung wir diese Aufgaben erledigen wollen.

Ein „Ich muss", heißt doch übersetzt nichts anderes als „Ich habe mich dazu entschieden, dies oder das zu tun und dazu gehört, dass …"

Wie wir dem Dazugehörigen gegenüberstehen entscheiden wir selbst, jeden Tag!

2.   **Spielen (respektvoll)**

Kleine Kinder beschäftigen sich spielerisch. Sie erkunden ihre Umgebung, ihr Umfeld, ihr eigenes Wesen spielerisch. Wenn Kinder lernen, tun sie dies am besten spielerisch. Kinder können eines besonders gut, spielen und dabei lernen.

Spielen und arbeiten, passt das zusammen?

Laut des benannten Motivationsbuches passt dies sehr gut zusammen. Das ganze geschieht auf eine respektvolle Art, das ist die vorherrschende Regel des Ganzen. Ab und an mal albern sein. Mit den Kollegen hier und da mal etwas quatsch fabrizieren, einfach mal 2-3 Minuten Kind sein.
Dies lockert zum einen die Stimmung und schafft Freude.
Zum anderen kann es auch kundenbindend sein, wenn man bereits eine gewisse Vertrauensbasis geschaffen hat.
Einmal herzhaft lachen bindet mehr als ein bitter ernstes Fachgespräch! Fachliche Kompetenz ist jedoch das Fundament auf dem das Vertrauen stehen sollte!
Ein spielerisches Ritual könnte beispielsweise folgendes sein:
(Wir schildern ein selbst erlebtes spielerisches Ritual, welches wir tagtäglich erleben)
In einer Bürotätigkeit, in der Sie neben dem Schreiben auf dem Computer auch Notizen per Hand schreiben, kann es passieren, dass man sich hier und da mal anmalt. Schauen Sie sich

nach einem Arbeitstag mal Ihre Hände an. Was des Handwerkers Öl an der Hand, ist des Schreibtischtäters die Tinte des Kugelschreibers. In einem Team in dem wir tätig sind, hat sich aus diesem Anmalen ein kleiner Wettstreit entwickelt. Wer bleibt am längsten unbemalt. Regeln wurden nie festgelegt, offiziell wurde auch nie gesagt, *„Das machen wir jetzt!"*. Derjenige der sich als erstes ausversehen die Hände mit einem Marker oder einem Kugelschreiber verziert, ruft laut durch den Raum: *„Erster!"* Der nächste der sich verziert ruft entsprechend: *„Zweiter!"* So geht es weiter bis sich alle selbst verziert haben oder der Arbeitstag beendet ist. Einen Gewinner gibt es nicht, soll es auch nicht. Es geht um einen kurzen spielerischen Ausbruch aus der Ernsthaftigkeit des Arbeitens. Desweilen kam es auch vor, dass Teammitglieder Telefonate führten, während ein anderes Teammitglied sein sich-selber-anmalen laut im Raum zelebrierte. Dies führte zuerst bei dem Gesprächspartner für leichte Verwirrung, doch nach Aufklärung des Geschehens entwickelte sich ein überaus positives, zwischenmenschliches Gespräch, welches einen positiven Wiedererkennungswert für das Team beim Kunden hinterließ.

3.   **Anderen eine Freude machen**

Haben Sie schon einmal Ihren Kunden aktiv in eine Problemstellung mit einbezogen? Haben Sie Ihren Kunden schon mal mitgeteilt, dass es ein Problem gibt und dass Sie auf seine Hilfe angewiesen sind? Sie werden feststellen, dass jeder Mensch ein inneres Helfersyndrom hat, welches ausgelebt werden will. (Hierbei macht der Ton jedoch die Musik.)

„Guten Tag Herr …, / Guten Tag Frau …,
haben Sie bitte kurz einen Moment Zeit, wir benötigen Ihre Hilfe
beziehungsweise Ihren Ratschlag?"

Dies sind einleitende Worte, welche wir beispielsweise nutzen, um am Anfang eines Telefonates an das innere Helfersyndrom unseres Gesprächspartners zu appellieren. Aus Erfahrung können wir sagen, dass die Reaktion auf diese einleitenden Worte, trotz anfänglichen kurzem Zögern und / oder mürrischen Worten, meist positiv war. Warum haben wir Erfahrungen ge-macht, die zumeist positiv waren? Anderen eine Freude ma-chen, indem man um Hilfe bittet? Wir sprachen anfangs das innere Helfersyndrom an, welches sehr viele Menschen in sich tragen. Beobachten Sie sich selbst, wenn Sie bei einer Prob-lemstellung in einer Thematik, von dessen Erfolg Sie profitieren sollen beziehungsweise von der Sie einen positiven Nutzen ziehen wollen, um Hilfe geben werden.

Was spielt sich in Ihrem Inneren ab, wenn Sie sich so eine Situation vorstellen?

Sie sind, sofern Sie auf das Bitten positiv reagieren, Teil der Lösungserarbeitung. Sie sind Teil der Lösung. Teil einer am

Ende positiv ausgehenden Problembewältigung.

Sie haben mit dazu beigetragen, dass Ihr Geschäftspartner Ihnen eine für Sie zufriedenstellende Lösung, ein für Sie passendes Angebot oder dass Ihr Kunde Ihnen einen guten Auftrag zu kommen lässt. Wie könnten Sie sich fühlen, wenn Sie dazu beitragen würden, eine vertiefte und bessere Geschäftsbeziehung entstehen zu lassen?

Wichtig hierbei ist, dass wenn Sie wie beschrieben ein Gespräch einleiten, es tatsächlich für Sie ein konkretes Problem gibt, welches gelöst werden muss. Wichtig hierbei ist auch, dass Sie ein bis zwei Lösungsansätze parat haben. Sie sollten Ihrem Gesprächspartner signalisieren können: *„Ja, ich habe mich vor diesem Anruf ausgiebig mit dem Thema und dem Problem befasst! Jedoch komme ich an dieser Stelle ohne Ihre Hilfe nicht weiter.“* Oder aber machen Sie Ihrem Kunden eine Freude indem Sie sich ihm zuwenden. Knüpfen Sie durch gezieltes Fragen einen Draht zu Ihrem Gesprächspartner. Eine Frage wie beispielsweise *„Hatten Sie ein schönes Wochenende?“*, kann Ihnen gewisse Einblicke in die Welt Ihres Gesprächspartners eröffnen, mit Hilfe dessen Sie leichter einen Einstieg in folgende Gespräche finden, indem Sie dort anknüpfen, wo Ihr Gesprächspartner mit seiner Erzählung endete. Eine weitere Möglichkeit mit der Sie Ihrem Gesprächspartner eine Freude machen könnten kann auch folgende sein. Binden Sie ihn in das aktuelle Bürogeschehen mit ein, wenn ein Kollege mal wieder etwas unsinniges (Lustiges) von sich gegeben hat. Oder üben Sie sich im aktiven zuhören, indem Sie den Kunden reden lassen. Manchmal braucht auch dieser nur jemanden der einfach mal ein paar Minuten zuhört. So schaffen Sie eine Beziehungsebene, welche Ihrer Geschäftsbeziehung nur gut tut!

4.   Sei präsent!

Seien Sie wachsam, anwesend, präsent!

Irgendwo ist immer was zu tun. Bieten Sie Hilfe an, wenn Sie feststellen, dass ein(e) Kollege/in nicht so recht vorankommt. Auch Sie kommen mal in eine Situation in der Sie sich festgefahren haben und ein Blick von außen Ihnen helfen könnte. Seien Sie wachsam wenn es um Gespräche mit Kollegen, Lieferanten oder Kunden geht. Haben Sie einmal richtig hingehört, könnten Ihnen Informationen übermittelt werden, die Sie positiv verwenden können, auch wenn es nur eine beiläufige ist (Bspw. das Erwähnen von einer geplanten Urlaubsreise oder ein Erlebnis am vergangenen Wochenende).

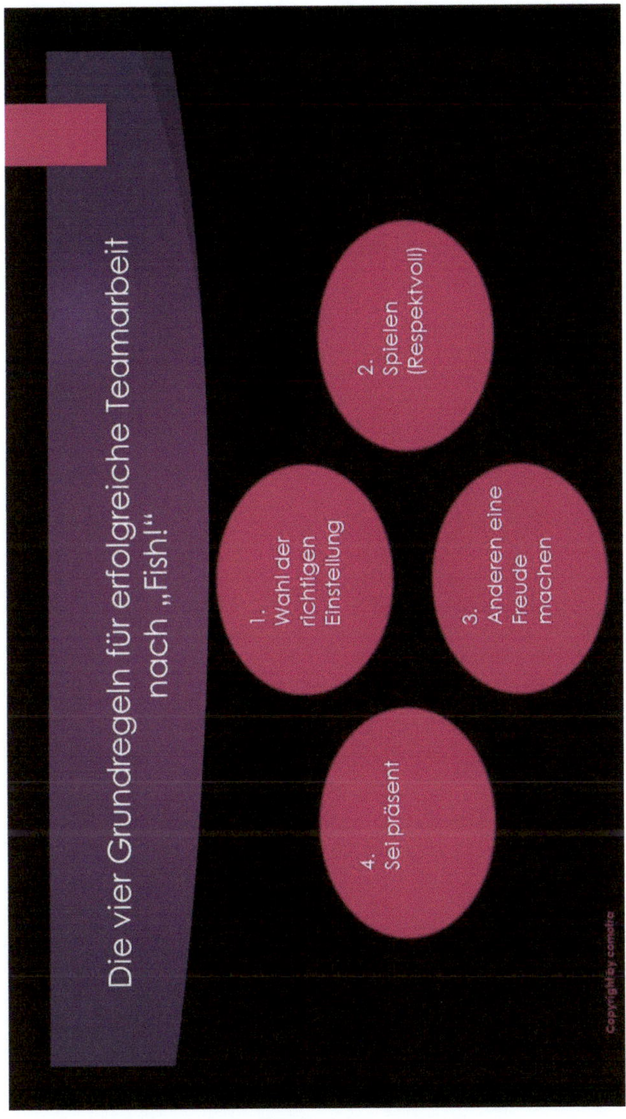

Abb. 3: Die vier Grundregeln für erfolgreiche Teamarbeit nach „Fish!"

EMPATHIE – DIE ESSENZIELLE GRUNDLAGE FÜR EIN ERFOLGREICHES TEAM

KAPITEL 7

Man hört es im Zusammenhang mit der Arbeit im Team sehr häufig.

Empathie!

Die Psychologie erklärt diese Eigenschaft als Grundbedingung für die psychoanalytische Behandlung von Menschen. Doch was bedeutet Empathie und wie wichtig ist diese Eigenschaft in unserem Alltag?

Der Duden beschreibt Empathie wie folgt:
„Die Bereitschaft und Fähigkeit, sich in die Einstellungen anderer Menschen einzufühlen."

Eine andere Definition lautet:
„Das Vermögen, sich in Eigenarten eines Gegenübers z. B. mit anderem kulturellem Hintergrund einfühlen zu können."

Wiederum andere beschreiben Empathie mit
„emotionaler Intelligenz".

Es ist eine hohe zwischenmenschliche Kompetenz.

(Neurologisch bewiesen tragen wir das empathische Empfinden von Geburt an in uns – siehe Kapitel 7.3.)

Im beruflichen Kontext wird Empathie als soziale Kompetenz bezeichnet. Das zielgerichtete Anwenden dieser Kompetenz kann man lernen.

Wir schreiben im Folgenden also über eine menschliche Eigenschaft – über eine soziale Kompetenz. Die genannten Beschreibungen lassen sich in folgende „Beispiele" etwas verdeutlichen:

Trauer.

Wenn wir einen Menschen in unserem direkten Umfeld haben, der einen Verlust zu bewältigen hat, spenden wir Trost; denn wir erkennen das innere Gefühlsleben des Anderen durch äußerliche Anzeichen. Wir deuten die äußerlichen Anzeichen - wie Tränen, hängende Mundwinkel oder gesenkter Blick, weil wir selbst bereits in einer ähnlichen Situation waren. Wir kombinieren unsere eigenen Erfahrungen mit dem wahrgenommenen Anzeichen und ziehen unseren Schluss und reagieren der Situation angemessen. Wir handeln geleitet durch unser Mitfühlen (emotionale Wahrnehmung / emotionale Intelligenz) korrespondierend.

Freude.

Erzählt eine uns vertraute, sympathische Person von einem für sie freudigen Ereignis, erkennen wir in der Mimik und Gestik der Person ihre innere emotionale Gefühlswelt und wir reagieren, beziehungsweise spiegeln diese.

Auch hier gibt uns unsere emotionale Intelligenz ein schlüssiges Handeln vor. Wir freuen uns mit. In welchen alltäglichen Situationen haben wir es also mit Empathie zu tun?

In jeder Situation, in der wir es mit anderen Menschen zu tun haben. Empathie ist nichts Neues.

Empathie ist eine grundlegend menschliche Eigenschaft.

Doch leider, so sind unsere Erfahrungen, ist diese Eigenschaft gerade in der Berufswelt verloren gegangen. Warum dies aus unserer Sicht so ist, möchten wir nicht weiter erläutern, denn uns geht es eher darum, darauf hinzuweisen, dass Empathie uns das Leben erleichtern kann.

Knüpfen wir nicht Freundschaften mit Hilfe von emotionaler Gleichheit (Interessen, Hobbies, uvm.)?

Der erste Schritt zur Fähigkeit der Empathie, so Siegmund Freud, ist die Selbsterkenntnis.

Wer bin ich?

Was bewegt mich?

Was kann ich?

Was kann ich nicht?

Die Kenntnis von sich selbst lässt erst zu, dass wir auch andere erkennen und wahrnehmen.

Widmen wir uns nun also der Empathie und der Erleichterung, welche mit ihr einhergehen kann, anhand eines Szenarios.

Szenario:

Wir befinden uns in einem Team.

Die Teamgröße spielt hierbei keine Rolle.

Wir haben die Aufgabe eine Änderung in diesem Team zu etablieren.

Wie gehen wir die Aufgabe an?

Mit der Brechstange?

„Das sind die Änderungen! Ab sofort werden wir uns daran halten!"

So haben wir die Änderungen zumindest deutlich gemacht. Jeder hat sie gehört. Es mag sein, dass die Aussage auch jeder akustisch verstanden hat. Es mag auch sein, dass jeder die Änderung nun vor Augen hat. Manchen reicht diese Art der Kommunikation auch völlig aus. Für Andere jedoch ist die Brechstange nicht ausreichend, denn sie fühlen sich vor den Kopf gestoßen. Nicht abgeholt, nicht wertgeschätzt, übergangen, gar bevormundet. Wird nun jeder an der Umsetzung der Vorgaben teilnehmen?

Wenn ja, <u>wie</u> werden die Vorgaben umgesetzt und <u>welche</u>

<u>Folgen</u> hat dies für das Team?

… Diese Fragen sollen Sie sich im Stillen selbst beantworten!

ABHOLEN MIT EMOTIONALER INTELLIGENZ (EMPATHIE)

KAPITEL 7.1

Jeder Mensch hat Ängste.

Jeder Mensch hat eine gewisse Furcht vor Neuheiten.

(manche mehr, manche weniger)

Völlig frei von Sorge bei Veränderungen oder Neuheiten sind die Wenigsten. Dies sollte der Ansatz sein.

Wenn wir unsere Botschaft mit der Gefühlswelt des Gegenübers in eine positive Verbindung stellen und Ängste in Neugier umwandeln und Chancen aufzeigen, haben wir eine höhere (positive) Verbundenheit geschaffen.

Nehmen wir mal an, Sie wollen Ihrem Team eine kleine Idee zur Veränderung im Ablauf eines beliebigen Vorganges mitteilen.

Wir alle kennen doch die Totschlagargumente, welche einem bei Ideen meist entgegen geworfen werfen.

Wir greifen einen „Klassiker" heraus:

„Hallo Herr X, Hallo Frau Z, wir haben einen Vorschlag zur Verbesserung des Ablaufes bei der Tätigkeit Z und würden diese gerne mit Ihnen besprechen."

Einer der klassischen Totschlagargumente bei Ideen oder Vor-
schlägen:

„Das haben wir schon immer so gemacht!"

Man erkennt, ohne sich real in diesem Gespräch zu befinden,
dass sich eine hohe Abneigung gegen Veränderungen in diesem Totschlagargument verbirgt.
Wie entgegnet man dieser argumentationslosen, phrasenglei-
chen Aussage nun auf einer emphatischen Art und Weise?
Spielen wir das ganze doch einmal durch.
Ein mögliches (klassisches) Totschlagargument nachdem Sie
einen Verbesserungsvorschlag zu einem Ablauf angekündigt
haben:

„Das haben wir schon immer so gemacht!"

„Das ist korrekt.
Doch gibt es Ihrer Meinung nach Verbesserungspotential im
Ablauf?"

Mögliche Reaktion Ihres Gegenübers:
„Wir haben keine Zeit uns nun auch mit so etwas zu
beschäftigen!"

„Ich verstehe, Sie sind zurzeit ziemlich ausgelastet.
Haben Sie dennoch Ideen wie man die aktuelle Situation ändern
könnte?"

Mögliche Reaktion Ihres Gegenübers:
„Ideen? Viele, doch die werden hier ja nicht gehört!"

„Ich höre heraus, dass Sie bereits vergeblich versucht haben,
positive Veränderungen durchzusetzen. Ist das richtig und wo-
ran ist der Versuch gescheitert?

„Das habe ich, davon können Sie ausgehen! Sie sehen doch
selber wie es hier zugeht, Ideen werden doch immer
gleich abgeblockt."

„Es tut mir leid, dass Sie diesen Eindruck haben.
Vielleicht können wir gemeinsam einen Ansatz finden, denn
auch ich habe mir da etwas überlegt und mich würde Ihre Mei-
nung dazu interessieren. Meine Idee wäre, dass …! Was hal-
ten Sie davon?"

Wären Sie nun bereit gewesen, sich den Vorschlag zumindest
anzuhören?
Uns ist bewusst, dass dies nur ein Modellverlauf ist, dennoch
möchten wir Sie bitten sich kurz noch einmal in das Gespräch
hineinzuversetzen.

Wie wären Ihre Reaktionen gewesen?

Hätten Sie sich verstanden gefühlt?

Was genau ist an dem Modellverlauf zu beachten beziehungsweise, was wollen wir Ihnen mitgeben?

Wichtig ist es, wenn man auf phrasengleiche Totschlagargumente trifft, auf diese kurz einzugehen. Man nennt dies Quittieren.

Dies kann durch kurze Zustimmung („Das ist soweit richtig.") oder durch Deutlichmachung der Kenntnisnahme („Ich verstehe, …") geschehen. Auch durch das Wiedergeben des Gesagten in den eigenen Worten, paraphrasieren genannt, *(„Ich höre heraus, dass …"* oder *„Verstehe ich Sie richtig, dass …")* kann das Quittieren erfolgen.

Wir signalisieren unserem Gegenüber damit, dass wir das Gesagte gehört und auch wahrgenommen haben. Unser Gegenüber erhält so das Gefühl, dass seine Aussagen, auch wenn es argumentationslose Phrasen sind, bei uns angekommen sind. Des Weiteren signalisieren wir Anteilnahme, indem wir hinterfragen. Das Hinterfragen sollte mit offenen Fragen geschehen, bei denen Ihr Gegenüber nicht nur mit *„Ja"* oder *„Nein"* antworten kann. Dies hat den Hintergrund, dass sich unser Gegenüber gedanklich und auch argumentativ dem Gespräch widmet. Es wird so eine Verbundenheit erzeugt. Es sei gesagt, dass es überaus wichtig ist, dass Sie keine Fragen stellen, die nicht zu Ihnen passen. Seien Sie authentisch.

Zeigen Sie wahres Interesse. Das authentische Hinterfragen, zeigt Ihrem Gegenüber, dass Sie verstehen. Sie verstehen die Botschaften, welche sich im Subtext (dem nicht ausgesprochenen) verbergen. Es ist darauf zu achten, dass Sie nur auf das reagieren, was Ihr Gegenüber Ihnen mitteilt. Formulieren Sie daher Ihre Antworten in Gedanken nicht vor. Hören Sie genau zu und reagieren Sie dann sowohl auf das Gesagte und auch auf die Botschaft im bereits erwähnten Subtext (dem nicht gesagten). Man nennt diese Art der Gesprächsführung aktives Zuhören. Wie in dem Gesprächsmodell ersichtlich, haben wir jede unserer Redepassagen mit einer an unser Gegenüber gerichteten offenen Frage beendet. Wir folgen damit dem Leitsatz *„Wer fragt, der führt*

Wir fordern unser Gegenüber damit auf, uns Informationen auszuhändigen, welche wir in darauffolgender Redepassage wieder aufgreifen. Wir wollen einmal zusammenfassen. Gehen Sie auf die Aussagen aber auch auf die sich im Subtext verborgenen Aussagen Ihres Gegenübers ein. Stellen Sie Verständnisfragen *(„Habe ich Sie richtig verstanden, dass…")* um das Gespräch voranzubringen sowie weitere für Sie wichtige Informationen zu erhalten, stellen Sie offene Fragen zum persönlichen Empfinden Ihres Gegenübers. („Haben Sie eine Idee, wodurch / was / wie …?" oder „Wie stehen Sie zur der Thematik?")

Abschließend greifen Sie die Antwort Ihres Gegenübers für sich auf und paraphrasieren Sie oder lassen dessen Gedankengang in Ihren Aussagen weiterfließen. Aber nicht nur im Überbringen von Veränderungsideen spielt Empathie eine wichtige Rolle.

Auch im alltäglichen Umgang. Haben Sie mal Ihre Kollegen während eines Arbeitstages genau beobachtet?

Achten Sie doch mal darauf, wie sich das Verhalten Ihrer Kollegen im Laufe einer Zeit und in Verbindung mit neuen Herausforderungen verändert. Im privaten Leben registrieren Sie solche Veränderungen mit Sicherheit und Sie reagieren auch darauf. Auch im Arbeitsalltag? Ja! Sie besitzen Empathie.

Und noch besser, Sie nutzen Ihre emotionale Intelligenz. Nein, Sie registrieren weder im beruflichen, noch im privaten Leben emotionale Veränderungen?

Stoßen Sie oft auf Gegenwehr? Auf Ablehnung sogar?

Ist Ihnen Ihre eigene Emotionalität jedoch bewusst?

(Letzteres setzen wir nun voraus)

Sie kennen sich in Ihrer eigenen emotionalen Welt aus.

Sie wissen, was Sie fürchten, was Ihnen Angst macht. Und umgekehrt, Sie wissen was Ihnen Freude bereitet.

Tipp:

Um emotionale Intelligenz umzusetzen sind zwei Fragestellun-

gen, welche wir an uns selbst richten, bevor wir uns in eine

Diskussion begeben.

1. Welchen Hintergrund bringt der / die Andere
    mit?

2. Wie würde ich mit dem gleichen Hintergrund
    auf mein Verhalten reagieren?

Nehmen Sie im Vorfeld Ihres Handelns einen Perspektivwechsel vor.

(Wie sie dies am besten tun, folgt in den weiteren Kapiteln.)

Dieser im Vorfeld durchgeführte Perspektivwechsel vereinfacht Ihnen situative emotionale Intelligenz (Empathie) **zielgerichtet einzusetzen.**

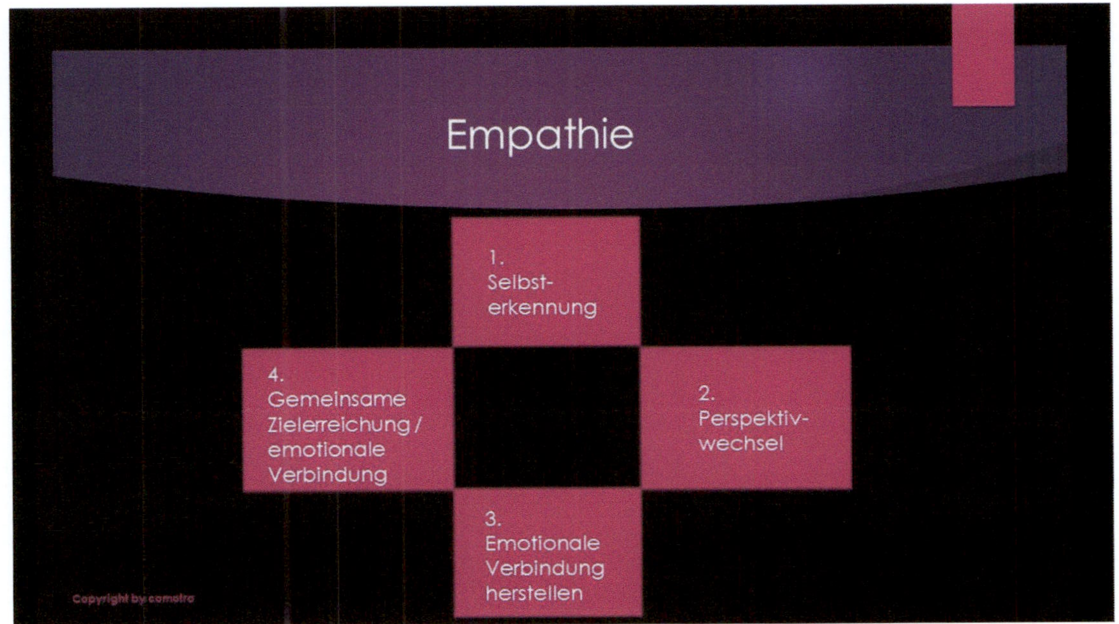

Abb. 4: Empathie

Mit vier Schritten Empathie entdecken:

Nehmen Sie sich Zeit für Ihre Selbsterkennung.
(Kapitel 7)
Gehen Sie in Ruhe einen Perspektivwechsel durch.
(Dieses sowie folgendes Kapitel)
Stellen Sie eine emotionale Verbindung zu Ihrem Gegenüber
her. (Dieses Kapitel)
Auf Basis der ersten drei Schritte kommen Sie einer gemeinsa-
men Zielerreichung auf der Grundlage von emotionaler Verbin-
dung sehr nahe.

Empathie ist kein Hexenwerk.
Empathie ist eine menschliche Eigenschaft, die richtig eingesetzt einen sehr weit voranbringen kann.

PERSPEKTIVWECHSEL, GRUNDLAGE DER EMPATHIE

KAPITEL 7.2

In unseren letzten Kapiteln haben wir uns mit der essenziellen Grundlage für erfolgreiche Arbeit im Team beschäftigt. Der Empathie. Sowie mit dem zielgerechten Abholen Ihres Gegenübers in einem Gespräch mit Hilfe von Empathie und aktivem zu hören. Wir haben in einem Schaubild dargestellt, wie man Empathie in vier Schritten erlernen kann. Nun wollen wir uns dem wichtigsten Schritt widmen.

Der **Perspektivwechsel.**

Denn dieser Schritt ist nach der Selbsterkennung *(Wer bin ich? Was kann ich? Was kann ich nicht? Was will ich?)* in der Theorie sicherlich der schwerste Schritt. Warum?

Weil ein Perspektivwechsel, so wie wir ihn Ihnen vorstellen, auch ein kritisches Bild von uns selbst offen legt, mit dem man eventuell nicht rechnet. Mit diesem kritischen Bild oder auch Fremdbild sollte man sich dann auch auseinandersetzen. Warum?

Ist es nicht hilfreich ein gespiegeltes Selbstbild zur Eigenreflexion zur Verfügung zu haben, um sich selber zu verbessern oder auch um sich zu hinterfragen?

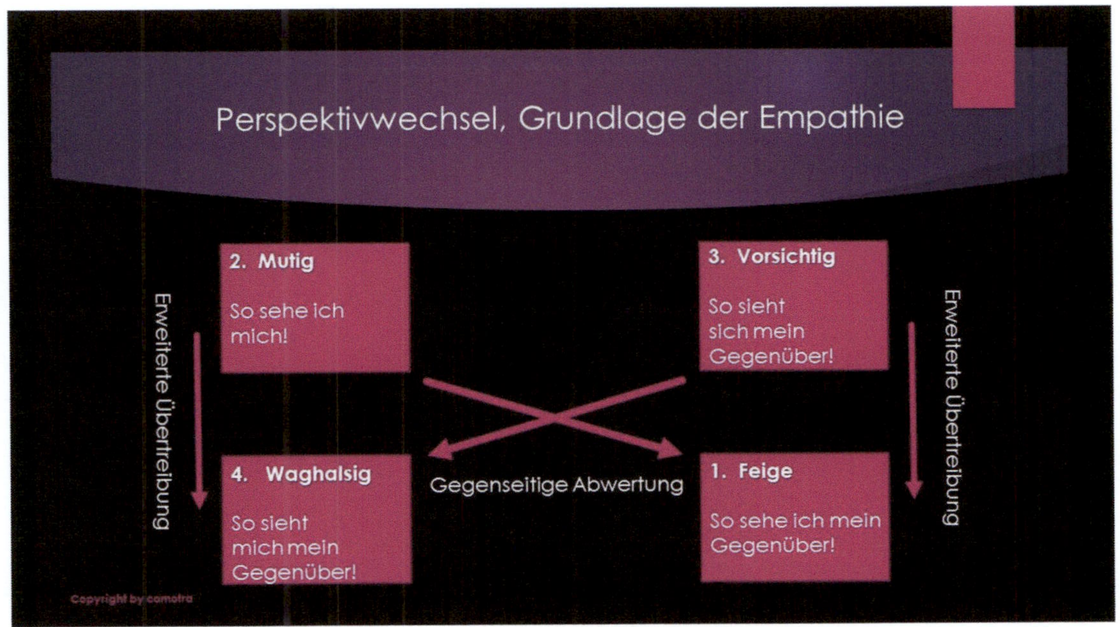

Abb. 5: Perspektivwechsel, Grundlage der Empathie

Der Perspektivwechsel mit Hilfe des Wertequadrats:
Stellen Sie sich die Situation vor in der Sie von einem Kollegen am meisten genervt sind!

1. Unten rechts

    „Wie sehe ich mein Gegenüber?"

    In dieses Feld tragen wir das Adjektiv ein, welches uns an unserem Gegenüber stört.

    Zumeist, so werden wir feststellen, ist dies eine negative, subjektive (*überzogene*) Feststellung.

2. Oben links

    „Wie sehe ich mich?"

    Wie ist Ihre Wahrnehmung von sich selber in der Situation die Sie sich gerade vorstellen?

    Zumeist ist Ihre Wahrnehmung von sich selber ein Gegensatz zu der Wahrnehmung von Ihrem Gegenüber in Punkt 1.

3. Oben rechts

    „Wie sieht sich mein Gegenüber?"

    In dieses Feld tragen wir ein, wie sich mein Gegenüber selber sehen könnte.

    Das Adjektiv, welches wir eintragen ist konträr (eine erweiterte negative Übertreibung) zu dem, welches wir unten rechts als subjektive Wahrnehmung eingetragen haben (1. Feige ≠ 3. Vorsichtig). Was stellen wir hier schon fest?

Beginnen Sie Ihre Sicht auf Ihren Kollegen zu hinterfragen?

4.   Unten Links

„Wie sieht mich mein Gegenüber"?

Sie haben nun erfasst, wie Sie Ihr Gegenüber sehen, wie Sie sich selber sehen und wie sich Ihr Gegenüber selbst sieht.

Nun hinterfragen wir, wie könnten Sie gesehen werden?

Dieses Feld beinhaltet eine erweiterte negative Übertreibung Ihres Selbstbildes.

(2. Mutig ≠ 4. Waghalsig oder 2. Genau ≠ Pedantisch)

Was fällt Ihnen auf?

Denkt Ihr Gegenüber vielleicht genau so negativ über Sie wie Sie über ihn?

Was sagt das selbst erstellte Fremdbild von Ihnen über Sie aus?

Was können wir unterm Strich aus diesem Konzept mitnehmen?

> ➢ Sie sehen sich selbst vielleicht nicht so wie Sie gesehen werden?

> ➢ Ihr Gegenüber sieht sich selber vielleicht nicht so wie Sie ihn / sie sehen?

> ➢ Ihr Gegenüber hat vielleicht nicht die Absicht die Sie ihm unterstellt haben?

> ➢ Sie überdenken vielleicht Ihre Ansicht auf Ihr Gegenüber?

> ➢ Sie entwickeln vielleicht sogar Verständnis für Ihr Gegenüber?

> ➢ Sie können sich vielleicht sogar in die Situation des Anderen hineinversetzen?

Nehmen Sie sich Zeit für Ihre Selbsterkennung.

Gehen Sie in Ruhe einen Perspektivwechsel durch.

Stellen Sie eine emotionale Verbindung zu Ihrem Gegenüber her. Auf Basis der ersten drei Schritte kommen Sie einer gemeinsamen Zielerreichung auf der Grundlage von emotionaler Verbindung sehr nahe.

Soziale Kompetenz ist kein Hexenwerk.

Empathie ist eine menschliche Eigenschaft, die richtig eingesetzt einen sehr weit voranbringen kann.

SPIEGELNEURONEN, DER NEUROLOGISCHE GRUND FÜR UNSERE EMOTIONALE INTELLIGENZ

KAPITEL 7.3

Sie haben nun einiges über Empathie und deren Wichtigkeit gelesen.

Wir haben Ihnen geschildert, warum Empathie die Grundlage für erfolgreiche Teamarbeit ist. Weiter haben wir dargelegt, wie Sie Ihr Umfeld mit emotionaler Intelligenz abholen können beziehungsweise haben wir auch dargelegt, wie Sie eine emotionale Brücke zu Ihrem Gegenüber schlagen können, um diese für Ihren Vorteil zu nutzen. Im vorangegangenen Kapitel haben wir uns mit dem Perspektivwechsel beschäftigt, welcher uns dabei helfen soll, unser Handeln zielgerichtet einzusetzen.

Der letzte Satz des Kapitels 7.2 lautete:

Empathie ist eine menschliche Eigenschaft, die richtig eingesetzt einen sehr weit voranbringen kann.

Nun werden wir Ihnen mit Hilfe von neurologischen Erkenntnissen aufzeigen, wie menschlich, wie natürlich diese Eigenschaft ist. Da wir selbst von Haus aus keine neurologischen Wissenschaftler sind, haben wir uns unsere Kenntnisse über das folgende Kapitel aus mehreren fachlichen Texten angeeignet und in unsere persönliche Entwicklung mit einfließen lassen.

Als Empfehlung sei hier folgendes Buch zu nennen: ***Unser empathisches Gehirn – Warum wir verstehen, was andere fühlen.*** *Von Christian Keyers*

Unser Zentrum des individuellen Seins, unser Gehirn ist ein erstaunlicher Teil unsere Körpers. Keine künstliche Intelligenz kommt ihm gleich. Nichts uns bekannte, scheint so komplex zu sein, wie die Zusammensetzung und Verknüpfungen in unserem Gehirn. Wie genau hängt nun unser Gehirn, mit der in den von Ihnen vorab gelesenen Kapiteln, Empathie zusammen? Des Rätsels Lösung war Anfang der 90´er Jahre des 20ten Jahrhunderts eher eine zufällige Entdeckung der Wissenschaftler: *Leonardo Fogassi, Vittorio Gallese, Giacomo Rizzolatti und deren Forschungsteam (Parma, Italien).*

Die genannten Wissenschaftler und deren Forschungsteam entdecken bei Experimenten mit Affen, bei denen deren Gehirnaktivitäten während verschiedenster Aktivitäten gemessen wurden, dass ein bestimmtes Gebiet im Gehirn auch aktiv wurde, wenn der Affe nicht selbst aktiv war. Dieses bestimmte Areal, der prämotorische Kortex war auch aktiv, wenn der Affe bei einer ihm bekannten Tätigkeiten (das Ergreifen einer Rosine oder Nuss) zuschaute. Das Spiegelneuron war entdeckt.

Was genau ist nun das so entscheidende Spiegelneuron?

Spiegelneuronen sind Nervenzellen im Gehirn, welche sowohl bei uns Menschen als auch bei beispielsweise Affen vorkommen. *Die Spiegelneuronen befinden sich im prämotorischen Kortex, den Areal unmittelbar vor dem primären motorischen Kortex.*

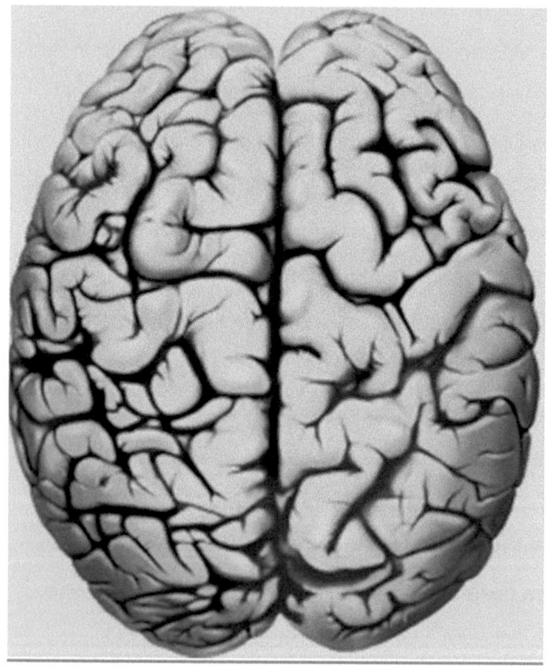

Unser Gehirn

[Bildquelle: dccdn.de]

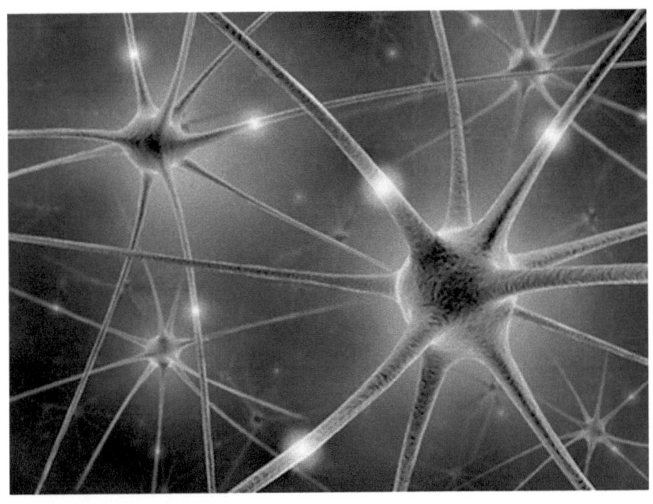

Neuronen Netzwerk

[Bildquelle: www.empathie-lernen.de]

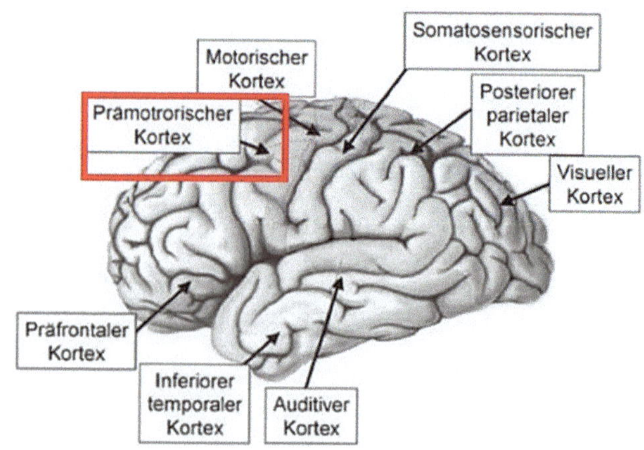

Funktionsareale des Neokortex

[Bildquelle: www.thinkneuro.de]

„Spiegelneuronen spiegeln in unserem Gehirn das Verhalten und die Gefühle anderer, uns umgebender Menschen, als wären wir diejenigen dies das von uns (gesehene oder gehörte) Wahrgenommene erleben. Somit ist in unserem Gehirn, beziehungsweise in bestimmten Hirnregionen, Tun und Sehen dasselbe".

Des Weiteren sind Spiegelneuronen in der Lage zu selektieren. So reagieren sie nicht auf für uns abstrakte Wahrnehmungen.

Betrachten wir folgende Beispiele bei denen wir mit Ihnen ein kleines Experiment durchführen:

Beispiel 1:

Stellen Sie sich jetzt bitte vor, wie Sie jemanden beobachten, während dieser sich ein Stück aus einer Tafel Ihrer Lieblingsschokolade bricht und wie sich diese Person das Stück Ihrer Lieblingsschokolade zum Mund führt. Schließen Sie Ihre Augen und stellen Sie sich dies nun bitte vor.

Was geht nun gerade in Ihnen vor?

Beispiel 2:

Stellen Sie sich nun bitte vor, wie Sie jemanden dabei beobachten, wie sich derjenige ein Stück aus einem handelsüblichen Ziegelstein bricht und wie sich diese Person das Stück handelsüblichen Ziegelstein zum Mund führt.

Schließen Sie Ihre Augen und stellen Sie sich dies nun bitte vor.

Haben Sie bei dieser Vorstellung dieselbe Empfindung, wie bei dem ersten Beispiel?
Erfahrungsgemäß empfinden Sie bei der zweiten Vorstellung wenig, bis Garnichts. Außer vielleicht Verwirrung.

Sie wissen weder wie es sich anfüllt aus einem handelsüblichen Ziegelstein ein mundegerechtes Stück zu brechen, noch haben Sie je (so nehmen wir jetzt mal an!) ein Stück Ziegelstein wie ein Stück Schokolade genossen.

Weiter (so nehmen wir ebenfalls an!) haben Sie nicht die leiseste
Ahnung warum jemand das tun sollte.

Aus den unterschiedlichen Empfindungen bei den eben vorge-
stellten Beispielen, lässt sich eines schließen, was auch bereits
mehrfach wissenschaftlich untermauert wurde.
Wir verweisen zur Erinnerung noch einmal auf die Versuchsrei-
hen aus den anfänglichen 90´er Jahren des vergangenen Jahrhunderts (Parma / Italien), nachzulesen in dem am Anfang des
Kapitels genannten Buches.

Das Nachempfinden von Wahrnehmungen beruht auf unseren
eigens gemachten Erfahrungen, welche sich in unserem Ge-
hirn, genauer in den Spiegelneuronen manifestiert haben.
Beobachten wir also eine Person, die etwas tut, was wir selbst
schon mal durchlebt haben, so geben unsere Spiegelneuronen
Impulse ab, die in uns Emotionen, Erinnerungen und auch das
Verlangen des Tuns wachrufen.
Das Abgeben der Impulse durch die Spiegelneuronen löst somit
Empathie (das Mit- oder Nachfüllen) in uns aus.

Niemand kann sich also generell von Empathie freisprechen,
denn die Voraussetzung dafür steckt neurologisch bewiesen
von Natur aus in uns.

Was wir als Mensch nur dazu beitragen müssen, ist das Sammeln von Lebenserfahrung.

WAS SAGT DIE GENERATION Y ZUM THEMA FÜHRUNG IM TEAM?

KAPITEL 8

Vorab, was ist die Generation Y?

<u>Webdefinition (1):</u>

„Als Generation Y (kurz Gen Y) wird schlagwortartig diejenige Bevölkerungskohorte bzw. Generation genannt, deren Mitglieder im Zeitraum von etwa 1977 bis 1998 geboren sind, also von 1990 bis 2010 zu den Teenagern zählten. Je nach Quelle wird diese Generation auch als Millennials (zu Deutsch etwa die Jahrtausender) bezeichnet. Welche Eigenschaften Mitgliedern dieser Gruppe zugeschrieben werden können, wird in den Medien vielfältig diskutiert.

Durch die zeitliche Einordnung gilt sie als Nachfolgegeneration der Boomers und der Generation X. Der Name ist darauf zurückzuführen, dass nach X im Alphabet der Buchstabe Y folgt. Der Buchstabe "Y" wird englisch Why (= Warum?) ausgesprochen, was auf das charakteristische Hinterfragen der Generation Y verweisen soll. […]“

[Quelle: https://de.wikipedia.org/wiki/Generation_Y]

<u>**Webdefinition (2):**</u>

„Geburtenjahrgänge von ca. 1980 bis ca. Mitte der 90´er. Die Definition über Anfang und Ende unterscheidet sich von Quelle zu Quelle sehr stark. (Synonyme: Millenial, Gen Y, Digital Natives, Nexters). Die Generation Y ist die erste, maßgeblich durch das Internet geprägte Generation, die sich ebenso selbstverständlich im virtuellen wie im realen Raum bewegt (Eisner, 2005). Das medial gezeichnet Bild dieser Generation ist gespalten. Auf der einen Seite gilt sie als anspruchsvoll, mit sich selbst beschäftigt, selbstverliebt, hedonistisch und illoyal; auf der anderen Seite als hervorragend ausgebildet, weltoffen, kreativ und zielorientiert. [...]"*

*nach Lustgewinn, Sinnengenuss strebend

[Quelle: http://de.in-mind.org/glossary/letter_g#Generation_Y]

<u>**Webdefinition (3):**</u>

„Zu der Generation Y zählt man die Jahrgänge 1980-1995, die dafür bekannt sind, Althergebrachtes in Frage und die Arbeitswelt auf den Kopf zu stellen. Sie werden auch als Digital Natives bezeichnet."

[Quelle: http://www.gruenderszene.de/lexikon/begriffe/generation-y]

INTERVIEWS

Wir haben zum Thema Team, beziehungsweise Führung im Team, ein Interview in der sogenannten Generation Y gestartet. Die einzelnen Interviews sind in diesem Kapitel abgebildet.

Uns ist es wichtig, nicht nur einzelne Konzepte vorzustellen oder Theorien zu nennen. Wir wollen auch persönliche Meinungen darlegen, um verschiedene Ansichten zu dem Thema aufzuführen.

Damit wollen wir abschließend aufzeigen, wie sich die Generation Y auszugsweise zu dem Thema bekennt.

Durchgeführt haben wir das Interview in unserem Bekanntenkreis. Die im Folgenden gedruckten Interviewantworten stammen von Personen, die uns ein Stück weit in unserer eigenen Entwicklung begleitet haben. Somit haben diese Personen indirekt dazu beigetragen, dass wir den Schritt gewagt haben, dieses Buch zu veröffentlichen.

Auf Wunsch der Interviewteilnehmer wurden die Namen anonymisiert.

Das Team comotra stellt klar, dass es sich bei den Interviewantworten um persönliche Ansichten handelt.

GENERATION Y

bezieht Position

zum Thema

Führung im Team

Name:
Sarah K.
Alter:
28 (Jahrgang: 1987)
Aktuelle Position:
Projektkauffrau für den Bereich Brandschutz
Bisher durchlaufende berufliche Positionen:
Projektkauffrau (Gewerbeunspezifisch)

Was motiviert Dich als Teammitglied?

Wichtig für mich ist, dass ich das Gefühl habe, dass mein Chef mir vertraut und mich ernst nimmt.
Mir Dinge zutraut und mir offen gegenüber tritt.
Und wenn etwas mal nicht seinen Anforderungen entspricht, erwarte ich eine ehrliche und konstruktive Rückmeldung.
Ebenso finde ich es gut, dass auch mein Chef mit Kritik umgehen kann und eigene Fehler feststellt und hierauf aufbauend mit den Mitarbeitern nach Lösungen sucht. Das macht ihn menschlich.

Worauf legst Du als Teammitglied bei einer Führungskraft besonderen Wert?

- ✓ Offenheit und Vertrauen
- ✓ Menschlichkeit und Authentizität
- ✓ Ehrliches und konstruktives Feedback
- ✓ Berufliche und / oder persönliche Entwicklungsförderung
- ✓ Verantwortung übertragen, den Mitarbeitern Zutrauen schenken
- ✓ Effektives delegieren
- ✓ Motivation

**Worauf sollte deiner Meinung nach bei der Entwicklung
von Mitarbeitern besonders Wert gelegt werden? (Aus der
Sicht des Teammitgliedes)**

Ziel sollte es sein, den Mitarbeiter zu halten und zu motivieren.
Durch Entwicklungsmöglichkeiten sollte eine langfristige und
erfolgreiche Beschäftigung gegeben sein.
Hierzu sollte es regelmäßig (mind. einmal im Jahr) ein Mitarbei-
tergespräch geführt werden. Konstruktives Feedback: Gute
Arbeitsergebnisse können ruhig mal hörbar für alle gelobt werden, negative Kritik bitte immer nur im 4-Augen-Gespräch.
Ein gutes Arbeitsklima, eine gute Arbeitsatmosphäre ist mir sehr
wichtig.

Name:
Kathrin W.
Alter:
29 (Jahrgang: 1986)
Aktuelle Position:
Personalreferentin
Bisher durchlaufende berufliche Positionen:
1. Werkstudentin Personalmarketing,
2. Junior- Recruiterin,
3. Recruiterin,
4. Personalreferentin

Qualifikationen (Ausbildung, Studium, Fortbildung, etc.):
Human Resources Management (Master of Arts)

Was motiviert Dich als Teammitglied?

- Ein gemeinsames Ziel,
- Gemeinsam etwas Großes zu schaffen,
- Gegenseitiger Austausch,
- Diskussionen,
- Voneinander lernen,
- Gemeinsame Stärken kombinieren.

Was motiviert Dich als Führungsperson?

- Anderen Menschen etwas beibringen,
- Wissen teilen,
- Sie bei der Entdeckung und Entwicklung ihrer Stärken fördern,
- Gemeinsame Erfolge feiern,
- Teamgeist

Worauf legst Du als Teammitglied bei einer Führungskraft besonderen Wert?

- ✓ Freiheiten haben,
- ✓ Austausch fördern,
- ✓ Vertrauen in die Mitarbeiter,
- ✓ Durch Herausforderungen fördern und fordern,
- ✓ Raum lassen für eigene Ideen,
- ✓ Ehrliche Reflektion und Feedback,
- ✓ Persönliche und fachliche Weiterentwicklung fördern.

Worauf legst Du als Führungsperson bei einem Teammitglied besonderen Wert?

- ✓ Selbst Verantwortung übernehmen,
- ✓ Zu Fehlern stehen und daraus lernen,
- ✓ Interesse zeigen,
- ✓ Nachfragen bei Unklarheiten,
- ✓ Engagement und Mitdenken,
- ✓ Motivation,
- ✓ Spaß an der Arbeit,
- ✓ Offenheit.

Worauf achtest du besonders, wenn Du in der Rolle der „Führungskraft" bist?
Hierbei ist es nicht wichtig, ob Du offiziell ernannt bist. Es gibt Momente in denen Du situativ die „Zügel in die Hand nimmst".

- ✓ Aufgaben entsprechend der Fähigkeiten und Interessen des Mitarbeiters verteilen,
- ✓ Ziel und Sinn der Aufgabe vermitteln,
- ✓ Ehrliches Feedback geben,
- ✓ Spaß an der Arbeit vermitteln.

**Worauf sollte deiner Meinung nach bei der Entwicklung
von Mitarbeitern besonders Wert gelegt werden?
(Aus der Sicht des Teammitgliedes)**

Individuelle Stärken, Fähigkeiten und Interessen.
Vereinbarkeit von Weiterentwicklung mit dem täglichen Arbeits-
pensum sowie Langfristige Entwicklungsperspektiven.

Aus der Sicht der Führungsperson:

Individuelle Stärken, Fähigkeiten und Interessen in Verbindung
mit dem Nutzen für die Abteilung bzw. das Unternehmen. Über
individuelle Förderung Bindung an das Unternehmen herzustel-
len.

Name:
Tobias P.
Alter:
28 (Jahrgang: 1987)
Aktuelle Position:
Vertriebsinnendienst
Qualifikationen (Ausbildung, Studium, Fortbildung, etc.):
1. Ausbildung Kaufmann im Groß-und Außenhandel,
2. IHK-Geprüfter Handelsfachwirt,
3. Fortbildung zum Gruppenleiter.

Was motiviert Dich als Teammitglied?

- ✓ Die Zusammenarbeit im Team,
- ✓ Die gemeinsame, realistische Zielerreichung,
- ✓ Der Gedanken- und Erfahrungsaustausch,
- ✓ Hilfestellungen und Unterstützung geben/nehmen,
- ✓ Das gemeinsame Schaffen von Erfolgen,
- ✓ Ein gutes Team-Klima (Wir-Gefühl),
- ✓ Die Anerkennung im Team / durch die Führungskraft,
- ✓ Der Respekt im Team / durch die Führungskraft,
- ✓ Gute Führungsqualitäten der Führungskraft.

Was motiviert Dich als Führungsperson?

- ✓ Ein funktionierendes Team,
- ✓ Meine Anerkennung als Führungskraft,
- ✓ Unterstützung geben,
- ✓ Nicht als Vorgesetzter wahrgenommen zu werden, sondern als fähige Führungskraft,
- ✓ Der erbrachte Erfolg des Teams,
- ✓ Die Weiterentwicklung der Teammitglieder,
- ✓ Das gemeinsam getragene Ziele erreichen,
- ✓ Eine offene und faire Kommunikation.

Worauf legst Du als Teammitglied bei einer Führungskraft besonderen Wert?

- ✓ Auf die Vorbildwirkung des Vorgesetzten,
- ✓ Auf ein sichtliches Starkmachen für das Team,
- ✓ Das alle möglichst gleich und fair behandelt werden,
- ✓ Auf eine offene Kommunikation,
- ✓ Das bei Erfolgen gelobt oder anerkannt wird,
- ✓ Das dieser jederzeit ein offenes Ohr hat,
- ✓ Auf Durchsetzungskraft bei schwierigen Entscheidungen,
- ✓ Auf eine Konsensfähigkeit,
- ✓ Auf Kritikfähigkeit des Vorgesetzten,
- ✓ Auf ein gutes Einschätzungsvermögen.

Worauf legst Du als Führungsperson bei einem Teammitglied besonderen Wert?

- ✓ Auf Ehrlichkeit,
- ✓ Auf Teamfähigkeit,
- ✓ Auf eine ausgeprägte Fachkenntniss (lernen, bilden, wissbegierig bleiben),
- ✓ Auf einen ausgeprägten Zielerreichungsgedanken,
- ✓ Auf Kritikfähigkeit,
- ✓ Auf Professionalität,
- ✓ Offenheit gegenüber Neuem,
- ✓ Auf Konfliktfähigkeit,
- ✓ Auf die Fähigkeit aus Fehlern lernen zu wollen.

Worauf achtest du besonders, wenn Du in der Rolle der „Führungskraft" bist?
Hierbei ist es nicht wichtig, ob Du offiziell ernannt bist. Es gibt Momente in denen Du situativ die „Zügel in die Hand nimmst".

Ich achte darauf:
- ✓ sachlich objektiv zu bleiben,
- ✓ mein Gegenüber versuchen zu verstehen und zu begeistern,
- ✓ andere Meinungen zulassen,
- ✓ möglichst Konsens finden,
- ✓ keine offenen Fragen ungeklärt lassen,
- ✓ gemeinsam Lösungsansätze finden,
- ✓ die Fähigkeit ehrliches Feedback geben zu können.

Worauf sollte deiner Meinung nach bei der Entwicklung von Mitarbeitern besonders Wert gelegt werden?
(Aus der Sicht des Teammitgliedes)

- ✓ Auf die Entwicklung von Fachkenntniss,

- ✓ Das Aufzeigen von Aufstiegsmöglichkeiten,
- ✓ Auf das Verhalten bei Konflikten (Kunde/Team).

Aus der Sicht der Führungsperson:

- ✓ Auf die Fachkenntnisse,
- ✓ Auf die Kommunikationsfähigkeit (Grundlagen der Kommunikation),
- ✓ Auf den Teamgedanken,
- ✓ Auf die Zielstrebigkeit,
- ✓ Auf das Zurückstellen unbedeutender persönlicher Befindlichkeiten

Ende

Lassen Sie diese Eindrücke der GenY ruhig auf sich wirken und überdenken Sie diese für Ihr zukünftiges Handeln im Umgang mit der Generation Y.

Wir hoffen, dass wir Ihr Denken und Handeln zumindest ein Stück weit beeinflussen konnten.

Wir wünschen Ihnen viel Spaß bei der Umsetzung!

Quellenverweis:

Abbildungen:
Alle abgedruckten Abbildungen wurden durch comotra (Autor) erstellt.

Bilder:
Bilderquellen wurden unter den jeweiligen Bildern abgedruckt.

Literatur:
Miteinander reden: Kommunikationspsychologie für Führungs-kräfte
(ISBN: 978-3-499-61531-3)
Fisch! Ein ungewöhnliches Motivationsbuch
(ISBN: 978-3-442-16375-5)

Unser empathisches Gehirn – Warum verstehen was andere fühlen
(ISBN: 978-3-442-74857-0)

Webquellen:
http://dccdn.de
http://www.empathie-lernen.de
http://www.thinkneuro.de
http://de.in-mind.org/glossary/letter_g#Generation_Y
https://de.wikipedia.org/wiki/Generation_Y
http://www.gruenderszene.de/lexikon/begriffe/generation-y
http://www.disg-training.de/

Konzepte, welche in das Buch mit eingeflossen sind:
DISG-Modell
Wissensquelle:
Studium und Fortbildung HKBiS Hamburg; eigens angefertigte Notizen, sowie Unterlagen der HKBiS und der jeweiligen Dozenten

Alle weiteren auf Abbildungen und in den Kapiteln explizit genannten Konzepte wurden durch comotra (Autor) erstellt.

<u>**Danksagung**</u>

Besonders danke ich folgenden Personen:

Sandra Großmann

Tobias Pommerenke

sowie denjenigen, die für ein Interview bereit standen!

Ich danke auch:

Den Dozenten und Teilnehmern des Studienganges zum
Handelsfachwirt – mit Spezialisierung Mitarbeiterführung und -
qualifizierung
2013 – 2014
HKBiS - Handelskammer Hamburg

Den Dozenten und Teilnehmern des Fortbildungslehrganges
Train the Trainer (IHK)
2015
HKBiS - Handelskammer Hamburg

Ganz besonderen Dank spreche ich meiner Familie aus, die den Grundstein meines Werdeganges gelegt hat und mir immer treu zur Seite steht!

**Ihnen Danke ich für das Lesen dieses Buches.
Ich hoffe, es hat Ihnen gefallen.**

Es grüßt Sie,

Christian Eggers